義烏叢書編纂委員會
浙江大學浙江文獻集成編纂中心 編

丹溪醫書集成

《丹溪醫書集成》編委會 編

中華書局

脈因證治

王英 點校

整理説明

一、《脈因證治》概況

《脈因證治》刊刻於清乾隆四十年（一七七五），是丹溪門人采集《丹溪心法》《格致餘論》等書的精要并總結其臨床經驗編輯而成，因書中主要反映了丹溪的學術思想與診療經驗，故舊題仍爲丹溪撰。

本書分上下兩卷，凡七十篇。上卷主述内科病證，包括卒屍、痹、逆痰嗽、喘等二十七篇；下卷包括積聚、消渴、婦人産胎、帶下、經候及小兒證等内、外、婦、兒各科病證四十三篇。每篇論述一證，每證先辨其脈，述其脈象之變化；繼而探究其病因，簡述該病的發病原因；再則論其證候，闡明該病的臨床表現及不同病因所出現的不同臨床症狀，最後確定治法及治療的常用方藥。

二、學術特點及貢獻

（一）憑脈辨治

脈診乃中醫四診之一，是中醫診斷學中的重要内容。朱丹溪臨證經驗豐富，而尤重視憑脈辨治，《丹溪心法》中有《能合色脈可以萬全》之專論，强調臨證「誠能察其精微之色，診其微妙之脈，内外相參而治之，則萬舉萬全之功可坐而致矣」。《脈因證治》中將辨脈列於各病之首，强調脈診的重要，并根據不同的脈象變化，指導臨床治療，如第十一《瘧》篇秉承仲景之旨指出：「瘧脈自弦，弦數多熱，弦遲多寒。弦小緊者，可下之；弦遲者，可温之；緊數者，可汗，灸之；浮大者，可吐之，弦數者，風發也，以飲食消息止之。」就瘧病而言，根據脈象的小緊、遲、緊數、浮大、弦數等不同，而采用下、温、汗、吐、飲食調理等不同的治療方法。又如第三十六《瘡瘍》篇曰：瘡瘍脈「沉實，發熱煩躁，外無焮火赤痛，其邪深在内，故先疏通以絶其源。脈浮大數，焮腫在外，當先托裹，恐邪入於内。脈不沉不浮，内外證無，知其在經，當和營衛」，以沉、浮、不沉不浮辨别瘡瘍發於内或外，分而治之，疏通、托裹、和營，避免了虚虚實實之禍，獲效顯著。

憑脈辨治，不單純憑脈象診斷疾病，還應結合臨床表現辨治，如第三十七《癰疽》篇中論述癰疽之脈，認爲癰疽之脈主數，但「脈數必當發熱，而反惡寒，若有痛處，當發其癰」。癰疽既成，發於何處，當脈證合參，「脈數而實或滑，咳則胸中隱痛，爲肺癰……脈滑而數，小腹堅滿，小便或澀，或汗或寒，爲腸癰」。同時，脈象的變化也爲治療提供了依據，「脈緊而數，膿爲未成。緊去但數，膿爲已成」。其治法自當有别。

（二）審察病因

審因論治是辨證論治在臨床上的具體應用，能够正確地辨别疾病的病因病源，對於臨證處方用藥具有關鍵的作用。《丹溪心法》曰：「必别陰陽於疑似之間，辨標本於隱微之際。有無之殊者，求其有無之所以殊；虛實之異者，責其虛實之所以異。」《脈因證治》中對七十個病證的病因均予以闡釋，使後學者能够瞭解各病證的病因病機，從而爲治療奠定基礎。如第十三《勞》篇指出：勞者，由於「喜怒不節，起居不時，有所勞傷，皆傷其氣。氣衰則火旺，火旺則乘其脾土，而胃氣元氣散解，不能滋養百脈，灌注臟腑，衛護周身，百病皆作」，闡明了勞病的發生原因是由於各種因素引起的百脈失於滋養、臟腑缺乏灌注而致，從而確立了以「滋養百脈、灌注臟腑」爲本病的治療宗旨。又如第二十三《腰痛》篇中對腰痛病因的論述，認爲腰痛是因腎虛而致，但也有濕熱、瘀血、外感的不同。腎虛者，往往由於「失志傷腎，鬱怒傷肝，憂思傷脾，皆致腰痛，故使氣結不行，血停不禁，遂成虛損，血氣去之」，但如果失於保養，不慎房事，也可引起腎虛，所以腎虛腰痛，「又有房勞過者多矣」。濕熱腰痛，「亦因腎虛而生焉。腎者，水也，氣不利而成濕熱者，因腎水涸，相火熾，無所榮制，故濕熱相搏而成痛」。瘀血腰痛，「因用力過多，墮墜折納，瘀血不行」。外感腰痛，也是因虛而外邪乘之所致。由此而見，無論濕熱、瘀血、外感，腰痛均與腎虛有着密切的關係，腎虛乃是腰痛病因之關鍵。如此審因確切，治療上就能够有明確的針對性，而獲良效。「將以施其療疾之法，當以窮其受病之源」，這也體現了丹溪「治病必求於本」之意。

（三）辨證論治

《脈因證治》列有七十種病證，并對各種疾病的證情及治療方法予以了詳盡的闡述，便於後學掌握使用，但是臨床症狀往往是錯綜複雜的，故丹溪强調辨證還必須要結合人體臟腑、經絡、氣血等變化，并根據不同的臨床表現而治。如第二十《頭目痛》篇中對頭痛的辨證：「太陽頭痛兼項痛，足太陽所過，攢竹痛也，惡風寒，羌活、川芎主之。陽明頭痛，自汗發熱，石膏、白芷、葛根、升麻主之。少陽頭痛，額角上偏痛，往來寒熱，柴、芩主之。太陰頭痛，有濕痰實，體重腹痛，半夏、南星、蒼术主之。少陰頭痛，主三陰三陽經不流行，而足寒逆，爲寒厥，細辛主之。厥陰頭痛，頂痛，血不及，或痰吐涎沫，厥冷，吴茱萸主之。」將頭痛以六經分而治之，所選藥物更是針對各經所宜，使治療的針對性更强，獲效更捷。又如第十一《瘧》篇對瘧疾的描述：「在太陽經，謂之風瘧，宜汗之；在陽明經，謂之熱瘧，宜下之；少陽經謂之風熱，宜和之。」根據瘧疾所處的經絡，或汗，或下，或和。也有根據疾病所在臟腑不同而治，又曰：「心瘧，煩心，甚欲得清水，反寒多不甚熱，宜桂枝黄芩湯。肺瘧，心寒甚，熱間，善驚如有見者，桂枝加芍藥湯。肝瘧，色蒼蒼然，太息，其狀若死，通脈四逆湯。脾瘧，寒則腹痛，熱則腸鳴，鳴已汗出，小建中湯、芍藥甘草湯。腎瘧，腰脊痛，宛轉便難，目眴然，手足寒，桂枝加當歸芍藥湯。胃瘧，將病也，善飢不能食，能食而肢滿腹脹，理中湯丸主之」，諸如此類，本書中每多見之。又如《熱》篇中論述五臟熱，首論脈象特點，後述臨床表現，最後確立處方用藥。這些都充分體現了丹溪重視辨證論治、善於靈機活法的臨床經驗和特色。

朱丹溪臨證經驗豐富，有雜病大家之稱。《脈因證治》雖非丹溪自撰，但也體現了丹溪臨證察脈、審因、辨證的診療經驗，後人評價曰：是書「簡而該，約而盡，學者循是而窺長沙，如得其船與楫，沿而不止，固自不可量也」，所以歷來被奉爲學醫津梁，至今仍爲中醫臨床的重要參考書之一。

三、校勘版本説明

據《中國中醫古籍總目》記載，本書現存版本最早的爲清乾隆四十年乙未（一七七五）湯望久序合志堂刊本，其他還有清光緒十四年戊子（一八八八）廣州翠琅玕館叢書本、清光緒十七年辛卯（一八九一）池陽周學海《周氏醫學叢書》本、清光緒三十三年丁未（一九〇七）津門醫學會刻本、清頤生堂刻本、清江左書林石印本、《中國醫學大成》本等。

此次校勘采用一九五八年上海科學技術出版社據湯望久序頤生堂刊本校印本爲底本，以《周氏醫學叢書》本（簡稱周氏本）爲主校本，以《中國醫學大成》本爲參校本。

目録

序

繆遵義

余自歸里後，杜門不與世事接。先太宜人病痰飲，延葉眉壽治，歷四年弗痊，而眉壽謂爲痼疾難效。因遍覽方書，頗會其旨，揀方以治，不一年而瘳。後遂旁搜博採，窮幽極渺，而於長沙、河間、東垣、子和、丹溪諸書，尤三致意焉。竊嘗謂醫之有長沙，時中之聖也，而四家并峙，猶清任和之各成其聖，偏焉而至者也。學不從此參究，猶航斷港絶潢，以望至於海也，其能之乎？但四家自河間、東垣而外，子和文多缺略，未爲全書，丹溪著作類出門人記載，惟聞《脈因證治》一書，簡而該，約而盡，學者循是而窺長沙，如得其船與楫，沿而不止，固自不可量也。而流傳絶少，歷三十年未獲一覯，心常怏怏。歲乙未，客有持來示余，欲廣諸同好，亟請付梓，不禁欣感交集，以爲一綫靈光忽然涌現，真爲桑榆之幸，因不辭而爲之序，以弁其首。

乾隆乙未仲夏吴趨繆遵義書於芝田山房

小引

湯望久

嘗讀丹溪朱震亨諸集，如痰證、卒中、陰虚、發熱等門，竊嘆其入理懸河之論，帡幪後世之功，不勝縷述。至《脈因證治》一書，尤先生之卓見。蓋醫者之於脈，猶聽訟之於情，訟得其情，則刑不妄措；醫得其脈，則方不混施。凡因之内外，證之虚實，治之緩急，何獨非三指得之？昌黎公所謂善醫者不視人之肥瘠，唯察其脈之病否而已。故必先求諸脈，而因而證而治，四者井然，詎容廢一？第脈理玄通，在乎神取，舌難掉其形似，學者譬入蜀之鳥道羊腸，往往望而裹足，幾共視爲天下之畏途，遂致六部茫然，適燕南指，不過虚應故事，以冀治之幸獲。噫！生民不幸，莫此爲甚。先生早鑒於此，而砥柱透波，特以脈字領頭，治字煞尾，唤醒後之業是道者，必當於指下猛透一針，庶不致心聾而受天人之交謫。推是書也，直與日月俱明，鬼神争奥，誠片箋片玉，足爲萬世之法程，而一日不可離，一字不可摇者也。向非先生能具隻眼至若是哉，脱起張、劉、李於當時，諒必如晦翁云：吾且當避此老三舍耳。予家什襲已久，先君子願公梨棗，有志未逮，不肖望續成之，自梓以還，將見岐伯重興，而先生且不死矣，未必非吾聖天子化日光天之一助云。

乾隆四十年歲次乙未孟秋日語溪後學湯望久來蘇氏謹識

卷上

一 卒屍

【脈】寸口沉大而滑，沉則爲實，滑則爲氣，實氣相搏，厥氣入臟則死，入腑則愈。唇青身冷爲入臟，死；身和汗自出爲入腑，則愈。緊而急者爲遁屍。少陰不至，腎氣衰，少精血，爲屍厥。趺陽脈不出，脾不上下，身冷硬，呼之不應，脈絶者，死。脈當大反小者，死。

【證治】在外者可治，入裏者死。血氣并走於上，則爲厥，暴死。素有痼疾，新加卒病，先治卒病。屍厥者，昏不知人，脈動如故，開上焦心肺之陽，自愈。

屍厥，脈動無氣，氣閉静而死也，以菖蒲屑内鼻兩孔中吹之，令人以桂屑放舌下。

又方

剔取左角髮方寸，燒末，酒和，灌入喉，立起。

救卒死身熱者驗方　礬石半斤，以水一斗五升煮消，浸脚令没踝。蓋取礬性收澀，而斂其厥逆之氣。

還魂湯　治卒死、客忤死。

麻黄三兩，去節　杏仁八十個，去皮尖　炙甘草一兩

右三味，水八升，煮取三升，去渣，入薑汁少許，令咽之。蓋取辛甘通陽氣，發越邪氣故也。

救卒死目閉方　擣薤汁灌耳中，妙。或吹皂莢末於鼻中，立效。薤汁辟邪安魂，莢末取嚏開竅。

救卒死張口反折方　灸手足兩爪後十四壯，飲以五毒諸膏散。

外有中惡、中氣、中食等狀，與卒屍相類，須詳諦脈證而投之，慎勿泛視，誤人倉卒。變通在神，法難畢述。

二　痹

【脈】寸口喘而堅，痹在心；喘而浮，痹在肺；長而左右彈，痹在肝；大而虚，痹在脾；堅而大，痹在腎。

【因】風，風爲行痹，風性善行；寒，寒爲痛痹，寒主收引；濕，濕爲着痹，濕本重滯。三氣致痹之原，或外兼他患有之，若捨此而能痹，未有也。

【證】其合而爲痹也，以冬遇者骨痹，春遇者筋痹，夏遇者脈痹，長夏遇者肌痹，秋遇者皮痹。久而不去，内舍五臟之合，待舍其合，難治矣。

《痹論》中議痹，乃三氣皆可客於五臟，其風寒濕乘虚而客之故也。筋痹不去，内舍於肝；皮痹不去，内舍於肺；肌痹不去，内舍於脾；脈痹不去，内舍於心；骨痹不去，内舍於腎。其客於心，則煩心、上氣、嗌乾、恐噫、厥脹是也；其客於肺，使人煩滿而喘吐；其客於肝，多飲數溲，小腹痛如懷妊，夜卧則驚；其客於脾，四肢解墮，發渴，嘔沫，上爲大塞；其客於腎，善脹，尻以代踵，脊以代頭；其客於腸，數飲而小便不得，中氣喘争，時發飧泄。夫大腸乃傳道之官，爲冲和之氣，三氣乘虚客之，而和氣閉矣。水道不通，使糟粕不化，故喘争飧泄也。其客於胞，小腹、膀胱按之内痛，若沃以湯，小便澀，上爲清涕。夫三氣客於胞中，則氣不能化出，故胞滿而水道不通，隨經出鼻竅。其客於血脈，隨脈流通上下，昇降一身，謂之周痹。

華佗論：痹乃邪氣合四時不正之氣，感於臟腑所爲。有氣、血、筋、肉、骨之分。其氣痹者，愁思喜怒，過則氣結於上，久而不消則傷肺。正氣衰，邪氣勝，留於上則胸腹痛而不能食，注於下則腰脚重而不能行，貫於舌則不言；遺於腹則不溺，壅則痛，流則麻，右寸脈沉而遲澀者是也。其血痹者，飲酒過多，懷熱太甚，或寒折於經絡，或濕犯於營衛，因而血搏，漸成枯削失血之證，左寸脈結而不流利是也。其肉痹者，飲食不節，肥美之爲，肉不榮，膚不澤，則紋理疏，三氣入之，則四肢緩而不收持，右關脈舉按皆無力而澀也。其筋痹者，由叫怒無時，行步奔急，淫邪傷肝，肝失其氣，寒熱客之，流入筋會，使筋急而不舒，左關脈弦急而數，浮沉有力是也。其骨痹者，乃嗜欲傷於腎，氣内消而不能閉禁，邪氣妄入，脈遲則寒，數則熱，浮則風，濡則濕，滑則虚，治法各隨其宜。

麻木餘辨：是風濕熱下陷入血分，陰中陽氣不行，其證合目則渾身麻。亦有痰在血分癢者，血不營肌腠。

【治】**附子湯** 治風寒濕痹。

附子炮，去皮臍 桂枝 白芍 甘草 茯苓 人參各三錢 术一兩

行痹加麻黄、桂湯；痛痹加附子、薑、茯湯；胞痹加四苓；腸痹加平胃、茱萸、草肉豆蔻等。

戴人法：苦劑涌寒痰，次與痰劑。使白术除濕、茯苓養腎水、桂伐木、薑、附寒勝加。

麻木方 參助陽道 歸行陰 生甘草去熱 蒼 柏 白术 苓除濕熱 升麻 柴胡 白芍 痰加二陳

忍冬藤膏 治五痹拘攣。

三 痓即痙也

【脈】太陽發熱，脈反沉細，難愈。太陽證備，脈沉遲，此爲痓。寸口脈直上下

行，伏堅緊如弦。沉弦，沉緊。少陰脈緊，暴微者欲解。

【因】血氣内虚，四氣外襲。因濕，諸痓項强，皆屬於濕。寒濕同性，故濕可傷太陽。

《三因》論狀，身熱足寒，頭强項急，惡寒，時頭熱面赤，目脈赤，獨頭摇動，卒噤，角弓反張，皆因血虚，筋無所養，邪因入之故。寒則緊縮，熱則弛張，風則弦急，濕則脹緩。又有因瘡口未合，風入之爲破傷風，濕入之爲破傷濕。與痓同，但少頭强項急，餘并相如。又有因汗下過多，又有産後怒氣致此病者。項强亦有痰者。

【證】有汗而不惡寒，名柔痓。無汗口噤脚攣，名剛痓。

【治】宜流濕祛風緩表而安，詳有無汗而藥之。

柔痓，葛根加桂湯；剛痓，大承氣湯。葛根湯汗之，有表證可用；大承氣下之，有裏證可用。

四　痿

【脈】浮而大，浮虚大熱。滑而大，滑痰大虚。洪而緩，洪熱緩虚。

【因】腎水不能勝心火，火上爍肺金，六葉皆焦，皮毛虚弱，急而薄着者，則生痿躄。皆因貪欲好色之故。濕痰亦能爲之。

《經》論：有由悲哀太甚，陽氣内動，數溲血，大經空虚，熱起於心，病則樞紐如折，不相提挈，名曰脈痿。有思想無窮，入房太甚，宗筋弛縱，熱入於肝，病則筋急而爪枯，名曰筋痿。有由濕地，以水爲事，熱生於脾，病則胃乾而渴，肌肉不仁，名曰肉痿。有因遠行勞倦，遇大熱而渴，陽氣内乏，熱舍於腎，病則腰脊不舉，骨枯而髓減，名曰骨痿。然此皆熱薰於肺之爲也，火上炎，肺治節不行而痿躄矣。

【證】面黄，身熱，肌瘦，往來寒熱，涎嗽喘滿，面浮弱而不用者，爲痿。外有痿即軟風也。

柔風脚弱，病同而證各異。

【治】法獨取陽明。陽明者，胃脈也，五臟六腑之海，主潤宗筋，宗筋主束骨而利機關也，故陽明虚而然。

張以黄連解毒湯加歸等劑治之。

李以甘寒瀉火，苦寒瀉濕熱，四君子補陽明虚，清暑益氣治之。濕痿之爲病，宜二陳湯加术、苓、柏治之。

清暑益氣湯　治熱傷肺，氣虚成痿。

芪一錢，汗少減半。暑邪干衛，身熱自汗，甘温補之　參救火傷氣　术各半錢　蒼术一錢，除濕　甘草炙，三錢。益氣　歸三錢　升麻一錢，酒潤，甘平。潤肌熱，風勝濕　葛二錢　陳皮半錢　澤瀉半錢，滲濕　麴半錢，消食去痞　五味九分，酸寒收，暑傷金　麥門冬三錢　青皮二錢半　柏三錢，補水瀉熱　或加知母、黄芩

健步丸　治濕熱成痿。

羌活　防風　柴胡　滑石　炙甘草　生薑酒洗。各半兩　澤瀉五錢　防己酒製，一兩　川烏　苦參酒洗　肉桂一錢

愈風湯下。

秘方

氣虚，四君子加蒼白术、苓、柏；痰，加竹瀝；血虚，四物湯；濕痰，二陳湯加蒼白术、苓、柏、竹瀝，下補陰丸。

論[一]：瘖痱乃腎虛也，舌不語。腎脉挾舌本，腎氣厥不至，足不行，腎氣不順。

五　厥

【脉】沉微而不數，謂之寒厥；沉伏而數，謂之熱厥。

【因】因虛，因痰，因熱，因寒。

【證】厥當分二種，次分五臟。寒厥，爲手足寒也，陰氣勝則寒。其由乃恃壯，縱欲於秋冬之間，則陽奪於內，精氣下溢，邪氣上行，陽衰精竭，陰獨行，故爲寒厥。熱厥，爲手足熱也，陽氣勝則熱。其由乃醉飽入房，氣聚於脾胃，陰虛，陽氣入則胃不和，胃不和則精竭，精氣竭則四肢不榮，酒氣與穀氣相搏，則內熱而溺赤，腎氣衰，陽獨勝，故爲熱厥。

五心煩熱，有小陽熱者，有心虛而熱者。

[一]「論」：其上疑脱「經」字。

厥，亦有腹暴滿不知人者，或一二日稍知人者，或卒然衰亂者，皆因邪氣亂，陽氣逆，是少陰腎脈不至也。腎氣衰少，精氣奔逸，使氣促迫，上入胃膈，宗氣反結心下，陽氣退下，熱歸股腹，與陰相助，令人不仁。又五絡皆會於身，五絡俱絶，則令人身脈俱動，而形體無所知，其狀如屍，故曰屍厥。正由臟氣相亂，或與外邪相忤，則氣鬱不行，閉於經絡，諸脈伏匿，昏不知人。

厥有痰如曳鋸聲在咽中，爲痰厥；骨枯爪痛，爲骨厥；身直如椽，爲骭厥；因醉而得，爲酒厥；暴怒而得，爲氣厥；手足搐搦，爲風厥；喘而狂走，爲陽明厥。此皆氣逆之所爲也。

【治】李法：痰用白术、竹瀝，熱用承氣下之，氣虚補氣四君子，血虚補血四物。張法：降心火，益腎水，通血和氣，必先涌之。

六　傷寒

【脈】陽浮而陰弱，謂之傷風。邪在六經俱强，加之風傷陽，故浮虚。陽浮，衛中風也；陰弱，營氣弱也。

浮緊而無汗，謂之傷寒。寒傷營，營實則衛虚。寒傷陰，故堅牢。陽緊，邪在上焦，主欲嘔；陰緊，邪在下焦，必欲利。

脉浮，頭項痛，腰脊强，病在太陽。脉長，身熱，目痛，鼻乾，病在陽明。脉弦，胸脅痛而耳聾，病在少陽。脉俱沉，口燥舌乾，邪在少陰。脉俱微緩，煩滿囊縮，邪在厥陰。脉俱沉細，嗌乾腹滿，邪在太陰。脉陰陽俱盛，重感於寒而緊澀，變爲温瘧。陰陽俱盛，傷寒之脉，前病熱未已，後寒復盛也。脉陽浮滑，陰濡弱，更遇於風乘，變爲風温。陽浮而滑，陰濡而弱，皆風脉也。前熱未歇，風來乘熱。脉陽洪數，陰實大，遇濕熱兩合，變爲温毒。洪數實大，皆兩熱相合。脉陽濡陰弱，而陰弦緊，更遇温氣，變爲温疫。

病發熱，脉沉而細，表得太陽，名曰痓。病太陽，身熱疼，脉微弱、弦、芤，名曰中暍。病若發汗已，身灼然熱，名曰風温。風温爲病，脉陰陽俱浮，自汗出，身重多眠，睡鼾，語難，以小便不利，更被其下。若被火者，微發黄色，劇者則驚癇，時瘈瘲，若火薰則死。病太陽，關節疼痛而煩，脉沉細，名曰濕痹。脉沉細而疾，身冷則四肢冷，煩躁，不欲飲水，狂悶，名曰陽厥。脈當有神，不問數極、遲敗，當中有力，即有神焉。神者，血氣之先。傷寒熱甚，脈浮大者生，沉小者死。已汗，沉小者生，浮大者死。温病二三日，體熱，腹滿，頭痛，飲食如故，脈直而疾者，八日死。温病八九日，頭身不痛，目不赤，色不變而反利，脈來牒牒，按之不彈手，時大，心下堅，十七日死。温病四五日，頭痛腹滿而吐，脈來細强，十二日死。温病汗不出，出不至足者，死。厥，汗出，腎脈强急者生，虚緩者死。温病下利，腹中痛甚者死。熱病七八日，不汗，躁狂，口舌暴燥焦黑，脈反細弱或代者，死。八日以上反大熱死，邪勝故也。熱病七八日，當汗反下，脈絶者，死。熱病得汗，脈躁者，死，脈轉大者死。厥逆呼之不應，脈絶者，死。陽厥，有力者生；陰厥，按之大者生。熱病七八日，脈不躁，喘不數，後三日中有汗，不汗者，四日死。熱病脈澀小疾，腹滿䐜脹，身熱，不得大小便，死。熱病脈浮大絶，喘而短氣，大衄不止，腹中疼，死。熱病脈浮洪，腸鳴腹滿，四肢清，注泄，死。熱病脈絶動疾，便血，奪形肉，身熱甚，死。熱病脈小疾，咳喘眩悸，奪形肉，身熱，死。熱病腹脹便血，脈大，時時小絶，汗出而喘，口乾，視不見者，死。熱病脈轉小，身熱甚，死。熱病脈轉小，身熱甚，咳而便血，目陷，妄言，循衣縫，躁擾不卧，死。熱病嘔血，咳而煩滿，身黄腹鼓脹，泄不止，脈絶，死。熱病瘈瘲狂走，不能食，腹滿，胸痛引腰脊，嘔血，死。脈浮而洪，邪氣勝也。身體如油，正氣脱也。喘而不休，水漿不下，胃氣盡也。體麻不仁，營衛不行，乍静乍亂，正邪争也，故爲命絶也。

熱病喘咳唾血，手足腹腫，面黄，振栗不言，名肺絶，死，丁日死。後仿此。熱病頭痛，嘔宿汁，嘔逆吐血，水漿不入，口狂妄，腹大滿，名脾絶，死。熱病煩滿骨痛，嗌腫不可咽，欲咳不能咳，歌笑而哭，名心絶，死。熱病僵卧，足不安地，嘔血，血妄行，遺屎溺，名肝絶，死。熱病喘悸吐逆，骨痛，短氣，目視不明，汗如珠，名腎絶，死。

太陽病，脈反躁盛，是陰陽交，死，得汗脈静者生。少陰病，惡寒而踡，下利，手足逆者死。又吐利躁逆者死。少陰病，四逆，惡寒而踡，其脈不至，不煩而躁者死。少陰病，下利止而頭眩，時時自冒者死。又七八日息高者死。少陰病，脈微沉細，但欲卧，汗出不煩，自欲吐，五六日自利，煩躁不得卧寐者死。若利止，惡寒而踡，手足温者可活。少陰病，下利止，厥逆無脈，不煩，服湯藥其脈暴出者死，微續者生。傷寒下利厥逆，躁不得卧者死。下利至厥不止者死。傷寒厥逆六七日不利，便發熱而利者生。汗出利不止者死，有陰無陽故也。傷寒五六日，不結胸，腹濡脈虚，復厥者不可下，下之亡血死。熱病不知所痛，不能自收，口乾，陽熱甚，陰頗有寒者死。熱病在腎，渴，口乾，舌燥黄赤，日夜飲水不知，腹大脹尚飲，目無精光者死。傷寒下利，日十餘行，脈反實者死。病者脅下素有痞，而下至於臍旁，痛引小腹，入陰挾筋，爲臟結者死。結胸證具而煩躁者死。直視譫語喘滿者死。若下利，亦死。

【因】房勞辛苦之過，腠理開泄，少陰不藏，觸冒冬時殺厲之氣，嚴寒之毒，中而即病，曰傷寒。不即病，寒毒藏於肌膚之間，至春變爲温，至夏變爲熱病，皆腎水涸，春無以發生故也。皆熱不得發泄，鬱於内，遇感而發，雖曰傷寒，實爲熱病。春病温疫，夏爲熱病及飧泄，秋發痎瘧，冬生咳嗽，皆因感四時不正之氣，總名之曰傷寒。

【證治】自外而入，内傳經絡。

太陽證，頭疼，發熱惡寒，腰脊强，脈浮而緊，無汗，謂之傷寒，可汗，宜麻黄湯。脈緩自汗，謂之傷風，宜桂枝湯。忌利小便、重汗、下大便。

陽明證，身熱，目疼，鼻乾，不得卧，不惡風寒而自汗，尺寸脈俱長，宜白虎湯。浮沉按之有力，宜大承氣湯。胃，血也，不主汗、利，忌汗、利小便。

少陽證，往來寒熱，胸脅痛而嘔，耳聾，脈弦，宜和解之，小柴胡湯。膽無出入水火之間，下犯太陽，汗、下、利皆不可，忌利小便，忌汗，忌利大便。

太陰證，腹滿咽乾，手足自温，自利不渴，時腹痛，脈沉細，其臟寒，宜四逆湯。脈浮可汗，宜桂枝湯。又大實痛可下，用詳。忌三法，宜三法，用詳。

少陰證，口噤，舌乾而渴，脈沉實，宜大承氣湯。脈沉細遲者，宜用温之四逆湯。身凉，脈沉細而虚，宜瀉心湯。身熱煩躁不寧，大小便自利，脈浮洪無力，按之全無，宜附子瀉心湯。其吐瀉不渴，脈浮弱，理中湯主之。渴而脈沉有力而疾，宜五苓散。少陰證，脈沉，發熱，當汗，麻黄細辛附子湯。少陰證，下利色不青，當温；色青口燥，當下。脈弱忌下，乾燥忌汗。厥陰證，煩滿而囊縮，大小便不通，發熱引飲，腹滿，脈俱微沉實，按之有力當下，無力當温。厥陰乃二陰交盡，曰厥陰，爲生化之源，喜温而惡清。大抵三陰非胃實不可下，此三陰無傳經，止胃實可下也。

太陽，標本不同。標熱，太陽發熱；本寒，膀胱惡寒，故宜汗。陽明，從中氣。

標陽，肌熱；本實，妄語。標陽故宜解肌，本實故宜下。少陽，標陽發熱，本火惡寒，前有陽明，後有太陰，故宜和解。太陰，標陰本濕，腹脹滿，或嗌乾，身目黄，從標治則温，從本治宜泄滿下濕。少陰，標陰爪甲青冷，本熱脈沉實，口乾渴。標宜温，本宜下。厥陰，中氣宜温，煩滿囊縮，故爲熱，宜苦辛下之。

麻黄、桂枝之輩，汗而發之；葛根、升麻之屬，因其輕而揚之；三承氣、陷胸之輩，引而竭之；瀉心、十棗之類，中滿泄之。在表宜汗，在裏宜下，在半表半裏宜和。表多裏少，和而少汗之；裏多表少，和而微下之。在上者吐之。中氣與脈氣微者，温之。脈亦同法，又當求本。假令腹痛，用桂枝芍藥湯，何不只用芍藥，却於桂内加之？要知從太陽中來，故太陽爲本。又如結胸，麻黄亦然。

劉法：分病及脈，以五臟言之，諸在皮者汗之，麻黄湯内加表之；在内者下之，麻黄細辛附子湯内加下之。此言藏者，五臟也，可通經入臟。物之藏者，腑也，方可下。麻黄湯治外證之外，麻黄細辛附子湯治内證之外。肝脈外證，善潔面青，善怒脈弦，前方加羌活、防風三錢；内證，滿秘便難，淋溲轉筋，沉而弦，後方加同前。心脈外證，面赤口乾，善笑，脈沉而洪，前方加黄芩、石膏各三錢；内證，煩心心痛，掌中熱而噦，脈沉，後方加同前。肺脈外證，面白善嚏，悲愁欲哭，脈浮而濇，前方加薑、桂各三錢；内證，喘咳，洒淅寒熱，脈沉，後方加生薑、桂枝。脾脈外證，面黄，善噫，善思味，脈浮而緩，前方加白朮、漢防己；内證，腹脹滿，食不消，怠惰，脈沉，後方加同前。腎脈外證，面黑善恐，脈浮，前方加附子、生薑；内證，泄如注，下重脛寒，脈沉，後方加同前。以前外證，皆表之表，汗而發之；内證者，裏之表也，漬形以汗。如脈沉，復有裏證，裏證爲發熱引飲，便利赤濇，泄下赤水，或秘，按之内痛，此爲裏證，宜速下之，依方加大黄三錢。如邪又未盡，復加大黄二錢。

劉、張又相繼論：人多勞役飢飽者，得之火化火擾，治之宜以辛凉，比及年少性急勞役，豈非火乎？遲脈、年老之人，可以辛温解之，故制雙解散，治諸傷寒、時氣在表裏，皆可服之。表裏證有相似，藥不可差。傷寒表證，發熱惡寒而渴，獨頭痛身熱，目疼鼻乾，不得卧，乃陽明經病也，白虎湯主之。雜證裏證亦同，但目赤者，臟病也，脈亦洪大，甚則嘔血，先有形也，乃手太陰肺不足，不能管領陽氣，亦以枸杞、地黄等物治之。補瀉當察虚實，假如洪弦相雜，洪，客也，弦，主也，子能令母實。又脈弦無表證，是東方實西方虚也。又前來者，爲實邪。依此補瀉，餘仿此行之。

表汗，通聖散、雙解散。半表半裏，凉膈散、柴胡湯。裏下，右手脈實，承氣湯；左手脈實，抵當湯。不分浮沉，但實可用。

血氣俱實，主三承氣湯。温，四逆湯、真武湯。解利，五苓散、解毒散、白虎湯、甘露飲、梔子湯。發黄，茵陳湯。

傷寒得傷風脈，傷風得傷寒脈。假如太陽證，頭疼身熱，自汗惡風，脈當緩而反緊，是傷風得傷寒脈也，餘以例推之。桂枝麻黄各半湯、羌活湯尤妙。

吐，**瓜蒂散**　瓜蒂　赤小豆

豆豉湯下一錢。

結胸，脈浮大者，不可下之，下之必死。

小陷胸湯　半夏　連薑汁炒　瓜蔞實

大陷胸丸　炒大黄五錢　苦葶藶炒，三錢　芒硝一錢　杏仁十二個

丸如彈子大，每服一丸，入甘遂末三字，蜜半匙，水煎至半，温服。

【六經餘證】

太陽：痓，汗多熱利，誤下變證。

陽明：煩躁，火入於肺，煩也；火入於腎，躁也，梔子豆豉湯，宿食加大黄。狂譫實熱發斑，胃火，嘔吐噦。

少陽：潮熱，有平旦日晡之分。詳見前。

太陰：腹痛，有部分同雜證治。痞有虚實，實，便秘，厚朴、枳實；虚，便利，白芍。

少陰：心驚悸，是雜證。吐瀉同霍亂證。治咽喉熱，甘草、桔梗。寒熱合二方。下利色青，下；色不青，温。濁逆乃陰消陽逆，或兼以舌攣，語言不正，昏冒咽痛，大承氣。

厥陰：羌活湯。

解利傷寒，不問何經，辨兩感傷寒之例。

羌活　防風　川芎　甘草炙　芩各一錢　地黄　細辛二錢半　白术二錢

如身熱，加石膏四錢；腹痛，加芍藥三錢半；往來寒熱，加柴胡一錢，半夏五錢；心下痞，加枳實一錢；裏證，加大黄三錢，邪去止之。

治疫：

麻黄一兩　甘草一兩半　石膏　滑石　黄芩　白术各四兩

煎服，表汗。

解利，**大羌活湯**　治兩感傷寒。出李。

防風　羌活　獨活　防己　白术　甘草炙　黄芩　連　蒼术　芎　細辛各三錢

知母　生地黄各一兩　白芷陽明加之

雙解散　混解，不問風、寒。出張，李、劉皆用。

梔子豉湯　出李。

消毒飲　治疫癘時毒。

芩　連各半兩　翹一錢　陳皮　玄參各三錢　甘草　黍黏子　板藍根　馬勃各一錢　人參　僵蠶各一錢　桔梗三錢　升麻七錢　柴胡五錢　薄荷　川芎各五錢　大黄便硬加之

以水煎服。

傷寒中寒説：傷寒爲外寒鬱内熱，傷寒面慘而不舒，惡寒不惡風；中寒謂寒乘其膚腠，不分經絡，疏豁一身，無熱可發，温補自安，此胃氣之大虛也。

風濕不可汗下論：春夏之交，病如傷寒，自汗，肢體重痛，轉側難，小便不利，此名風濕，非傷寒也。因陰雨卑濕，或引飲，多有此證，宜多與五苓散，切忌汗下。

四證類傷寒：傷寒，右寸脈緊盛，痞滿。脚氣如傷寒證，但病起於脚胯；痰證，嘔逆頭痛，脈浮而滑，痞滿虛煩，不惡寒，不頭痛身疼；陽毒，身重，腰脊痛，狂言，或吐血下利，脈浮大數，咽喉痛，唾血，面赤如錦紋，五六日可治；陰毒，身重背强，腹中絞痛，咽喉不利，毒氣攻心，心下堅，嘔逆，唇青面黑，四肢冷，脈沉細緊數，身如打，五六日可治。

陰盛格陽：目赤，煩躁，不渴，或渴不欲水，脈七八至，按之不鼓，薑、附主之。

陽盛拒陰：身表凉痛，四肢冷，諸陰證，脈沉數而有力，承氣主之。

陽厥極深：或時鄭聲，指甲、面色青黑，勢困，脈附骨，按之有，舉之無，因陽氣怫鬱，不得榮運於四肢，以致身冷，先凉膈養陰退陽，以待心胸微暖，可承氣下之。

陰證：身静，重語無聲，氣難布息，目睛不了了，鼻中呼不出吸不入，口鼻中氣冷，水漿不入口，二便不禁，面上惡寒，有如刀刺。

陽證：身動，輕語有聲，目睛了了，鼻中呼吸出入，能往能來，口鼻氣熱。

傷風：氣出粗，合口不開，面光而不慘，惡風不惡寒。傷食，口無味，液不納，息肩。

兩感：一日太陽受之，即與少陰俱病，頭疼口乾，煩滿而渴者是；二日陽明受之，即與太陰俱病，腹滿，身熱，不飲食，譫語；三日少陽受之，即與厥陰俱病，煩滿囊縮，水漿不入口，不知人，六日死。

痓：太陽病，發熱無汗，反惡寒者，名剛痓。無汗爲表實，惡寒爲重感，故名剛痓。太陽病，發熱有汗，不惡寒者，爲柔痓。表虚傷濕，其病身熱足寒，頸項强急，惡寒，時頭熱面赤，目脈赤，頭摇，卒口噤，背反張。

中濕：見前脈，其病一身盡黄，頭痛汗出，欲水而不能飲，反欲近火。

頭汗：乃邪摶諸陽，熱不得越，津液上湊。又見自汗條下。

手足汗：有邪聚於胃則便硬，有寒則便溏，不能食，小便不利。

煩躁：有熱傳於内，胸中有熱，關前洪數，宜解熱。有虚，因汗、吐、下虚，協餘熱，身不疼，脈不緊數，宜補之。又初解，胃弱强食，胃脈浮洪。

苔：皆心經之熱淺深也。白而滑，乃邪在半表半裏也；白而澀，熱在裏也；黄而乾，熱在胃也；黑者宜下。

噦：皆胃疾，或寒，或妄下之虚。

厥：手足冷，有寒有熱。先熱而後厥者，熱伏於内；先厥而後熱者，陰退陽氣復；始得之便厥，皆陽不足而陰勝也，所主爲寒。

譫語四證：傷寒譫語，屬陽明經，乃胃有熱，脈洪大者是，宜調胃承氣湯；身不熱身困者，謂之鄭聲，病退人虚，脈和平，宜滋補；婦人經來，適邪氣乘虚入於血海，左關脈數者，小柴胡湯主之；有邪祟者，言語涉邪，頗有意思，狀多變，與病相違者是。

氣喘七證：傷寒太陽證，下之微喘者，内虚外熱故也，宜解其表；飲水過多，水停心下，胸膈滿而喘者，宜利其小便；病本無喘，因藥下之，瀉止而喘，其色已脱，不治；喘而四逆者，不治；喘而噫者，不治；喘而魚口者，不治；喘而目閉面黑者，不治。

目瞪四證：傷寒至目瞪不省人事，此中風痓證，以藥開關吐痰，痓退眼開，隨證治之；傷寒，病已過經，痓退無熱，人困不語，脈和目瞪，謂之戴陽，下虚故也；陽毒不解，熱毒之氣伏於太陽之經，故使目瞪，六脈弦勁，漸作魚口，氣粗者死；太陰痰潮，上灌七竅，兩目瞪，與小兒驚風之類同，下痰則愈。舌卷唇焦，乃心肝熱極，三焦精液不生，可治；舌卷卵縮，厥陰絶也，必死。

厥陰幽悶三證：陰毒陽冷，四肢逆冷，心膈幽悶，默默思睡，脈沉伏者是；傷寒起，汗下後，又戰汗過多，人困身冷不動者，乏陽也；傷寒未三日，身冷，額上汗出，面赤心煩者，非陰毒證，謂之陰盛格陽。陰氣并於外，陽氣伏於内，其脈沉數也。

咽乾二證：少陽證，口苦咽乾，乃膽熱也，小柴胡湯；少陰證，口燥咽乾，主腎熱，津液不生，宜下。

惡寒三證：發熱惡寒，發於陽，脈浮數，宜麻黄桂枝汗之；無熱惡寒，發於陰，脈沉細，宜四逆温裏；發汗後，反惡寒，氣虚也，脈微弱，補虚，芍藥附子甘草湯主之。

惡風三證：汗出而脈緩，宜桂枝加葛根湯，便遍身潤。太陽病，發汗過多亡陽，胃虚惡風，當温其經，宜桂枝加附子湯。風濕相搏，骨節煩痛，不得屈伸，汗出惡風，不欲去衣，宜甘草附子湯。

汗後發熱并再傷八證：發汗不入格，其病不解，宜再汗之；發汗後，再傷風邪而熱，宜發汗；再傷風寒而熱，隨證治之。汗後温之熱，脈弦小而數者，有餘熱也，宜和解之；汗後温之熱，脈静，身無痛處，虚熱也，宜平補之；汗後温之熱，或渴或煩，或胸滿，或腹急，有裏證，脈沉數，宜下之。勞力而再熱，平解勞倦，宜柴胡鱉甲散。食過而熱者，宜消化其食。

中暍：夏月發熱惡寒，小便已，洒然毛聳，脈弦細而芤遲，宜白虎人參湯，忌汗下。

中暑：背寒面垢，手足微冷，煩躁引飲，四肢不痛，脈浮，宜五苓、白虎。

中温：冬月冒寒，至春夏再感乖常之氣。

風温：先傷風，後傷温，頭疼，自汗，體重，息如喘，但默默欲眠，尺寸脈俱浮。風〔一〕温脈浮，證同前條下。

温毒：汗、吐、下，表未罷，毒邪入臟，身有斑，脈陽洪數、陰實大。

濕温：先傷濕，後中暑。

瘟疫：衆人一般，脈陽虚弱、陰弦緊。

潮熱：陽明，申酉時分也，胃實宜下。寒熱相繼在他時。太陽病，熱在寅卯；少陽，在巳午。

汗自出：太陽經自汗，營弱衛强也。中風，太陽脈緩；風温，身重多睡，脈浮緩；風濕，脈沉而細，證同前條下；少陰，咽痛，拘急，四肢疼，厥逆自汗，亡陽也；太陽，亡陽自汗；柔痓，同前痓下。

除中者死：傷寒六七日，脈遲，下利而熱，反與黄芩湯徹其熱，腹中惡冷，當不能食，今反能食，名曰除中。脾經受邪，則下利而熱，反與黄芩，邪熱未去，而胃氣先去。

〔一〕「風」：周氏本作「暑」。

禁忌：厥陰心痛發斑，不欲食，食則吐蛔，下則利不止。諸四肢厥逆，不可下。五六日，不結胸，腹痛滿，脈虚，復厥者，不可下。當下反汗之，必口爛。

少陰，脈沉細數，病在裏，忌汗；微者，忌汗；尺脈弱濇者，不可下之。

太陰，腹滿，吐，食不下，自利，時腹自痛，忌下，下之，胸下結硬。脈弱，自便利，雖用下，宜減之。

少陽，不可汗，忌利小便，忌利大便。犯之，各隨上下、前後、本變及中變諸變例。

太陽，小便不利，不可利之，利之邪氣入裏，不能解，咽乾，淋衄，小便不利。當汗，不可汗，在表，不可下，下之動血。誤犯之，成結胸痞氣，汗之成血蓄於胸中。當汗而下之，成協熱利。

太陽證誤下有八變：脈浮者，必結胸；緊者，必咽痛；弦者，必兩脅拘急；細數者，頭痛不止；沉緊者，必欲嘔；沉滑者，必熱利；浮滑者，必下血。

陽明，不當發汗，發汗成蓄血，上焦爲衄。不當下，下之血蓄下焦發狂。有年老患時熱狂妄，服附者愈，服寒凉者死。

足太陽，未渴，小便清者，禁利。咽乾禁汗，成蓄血禁下太早。已渴者，五苓散。譫語，潮熱，大渴，宜下。

足少陽三禁，胃實可下。足太陰禁下。足少陰脈沉，口燥咽乾而渴，禁汗；脈澀而弱，禁下。三陰非胃實，不可下。

治三焦，便有膽少陽經，作風治，不宜汗、下、利小便。

治心便有腎少陰，故本熱標寒，故脈沉細，按之洪大，用承氣湯，酒製熱飲是也。

治膀胱便有小腸太陽，故本寒標陽，故脈緊數，按之不鼓而空虚，用薑附，寒飲頓服。

治肺便有脾太陰，故寒因寒用，大黄、枳實下之。

治陽明純陽，大腸喜熱惡清，當以熱治寒也；絡宜清，當以寒治熱。

【許學士解利外感】

傷風者，惡風，用防風二錢，甘草、麻黄各一錢。頭痛加川芎，項背腰痛加羌活，身重加蒼术，肢節痛加羌活，目痛鼻乾及痛加升麻，或乾嘔，或寒熱，或脅下痛加柴胡。傷寒者，惡寒，用麻黄二錢，防風、甘草各一錢。頭沉悶，加羌活一錢。

凡治傷寒，以甘草爲君，防風、白术爲佐，是寒宜甘發也，看他證加減。傷風以防風爲君，甘草、白术爲佐，是風宜辛散也。其傷寒表證，以石膏、滑石、甘草、知母、葱、豉之類，汗出即解。如熱半表半裏，與小柴胡汗出而愈。熱甚，大柴胡與之；更甚，小承氣。裹熱甚，大承氣。發黄者，茵陳蒿湯下之。結胸，陷胸湯下之。

內傷，見於右手。內傷躁作寒已，寒作躁已，不相并，但有間，且晡時必減，乃胃氣得令；潮作之時，精神困倦，乃其氣不足。外傷，見於左手。外傷但無間，且晡時必作劇，乃邪氣盛。潮作之時，精神有餘，乃邪氣勝。寒邪不能食，風邪能食。

表虚，不作表虚治。或勞役於凉處解衣，或陰虚新浴，表虚爲風寒所遏，切不可妄解表。

七　大頭腫痛附蝦蟆瘟

【因】陽明邪熱太甚，故資實，少陽相火而爲之也。濕熱爲腫痛。治之視其腫勢在何部分，隨結而取之，是天行也。

【治】芩炒　甘草　大黄煨　黍粘子炒　芒硝

陽明渴加石膏，少陽渴加瓜蔞根。陽明行經，加升麻、白芍、葛根、甘草；太陽行經，加羌活、防風。

蝦蟆瘟

【因】風熱。

【治】解毒丸下之。

側柏葉自然汁調蚯蚓糞敷，燒灰大妙。車前葉服。或丁香尖、附子尖、南星、酢磨敷皆可。五葉藤汁敷亦可。

八　霍亂

【脈】微濇，或代或伏。脈弦滑者，膈有宿食，身却不熱，爲霍亂。大者生，微遲者死，脈洪者熱。

【因】其氣有三：一曰火，二曰風，三曰濕。

邪在上焦則吐，下焦則瀉，中焦則吐而且利。吐爲暍熱也，瀉爲濕也。風勝則動，故轉筋也。或因大渴而大飲，或飢或飽甚，傷損胃氣，陰陽交争而不和，此爲急病也，不死。如乾霍亂而不得吐利，必死。

【證】其狀心腹卒痛，嘔吐下利，憎寒發熱，頭痛眩暈。先心痛則先吐，先腹痛則先下，心腹俱痛，吐利并作，甚則轉筋，入腹則死，不然則吐瀉。

乾霍亂者，忽然心腹脹滿，絞刺痛，欲吐不吐，欲利不利，須臾則死，以鹽湯大吐之佳。

外有衝惡，病同而名異。

【治】**五苓散** 治熱多飲水，關上脈洪者，熱也，宜清之。

理中丸 治寒多不飲水，身不熱者。

半夏湯 治霍亂轉筋，吐利不止。身痛不止者，宜加桂枝湯。

半夏麯 苓 陳皮 白术 薄桂 甘草

和解散 治霍亂。此條内有所積，外爲邪氣所阻，甚用吐法，二陳湯。

和解散 川芎 蒼术 白芷 防風

九 瘟病

【證】衆人一般者是。

【治】有三法：宜補，宜散，宜降。

大黄 芩 連 參 桔梗 蒼术 防風 滑石粉 人中黄 香附子

右神麯丸送下，隨宜。氣虚，四君子；血虚，四物湯；痰，二陳湯；熱甚，童便作湯送下。

春夏不服麻黄，秋冬不服桂枝，夏不服青龍，冬不服白虎。

十 傷暑

【脈】虚則身熱，或浮自汗。自汗者，火動而散故也。

【因】夏火太熱，損傷肺金元氣，其感有二：動而得之，乃辛苦之人，動而火勝，熱傷氣也，脈洪而大；静而得之，乃安樂之人，静而濕勝，火勝金位也，脈沉而實。

【證治】暑喜歸心，入心則噎塞，昏不知人；入肝則眩暈；入肺則喘滿痿躄；入脾則昏睡不覺；入腎則消渴。病則怠惰嗜卧，四肢不收，精神不足，兩脚痿弱，頭疼惡熱，躁熱，大渴引飲，大汗，因動而中，白虎加人參湯主之。頭疼惡寒，拘急肢節疼，大熱無汗，因静而中，大順散、白虎加蒼术。有陰勝陽之極，甚則傳腎肝爲痿厥，清暑益氣湯主之。

凡中暍死，切忌與冷水凉處，須沃以湯，宜黄龍丸主之。心虚傷暑，身熱頭痛，煩滿而渴，五苓散主之。肺虚傷暑，身熱煩悶而喘，白虎湯主之。脾虚傷暑，則爲痎瘧，常山飲主之。

黄連香薷湯　治暑。挾痰，加半夏，虚加參、芪。

清暑益氣湯　治暑傷金，虚甚。

玉龍丸　曾用治暑。

油炒半夏，薑汁丸。

補中益氣湯 治疰夏痰滲。

油炒半夏，薑汁丸。

二苓湯 治春夏之交，病似傷寒，自汗，體重，痛難轉側，此名中濕。

澤瀉一兩 滑石二兩 茯苓 猪苓 术半兩

暑風挾火，痰實者可用吐法。

玉龍丸 治暑泄瀉，或二便秘。

焰硝 明礬 滑石 硫黄一兩 白麵六兩

水丸，水下。

十一 瘧

【脈】瘧脈自弦，弦數多熱，弦遲多寒。弦小緊者，可下之；弦遲者，可温之；緊數者，可汗，灸之；浮大者，可吐之；弦數者，風發也，以飲食消息止之。

【因】夏暑舍於營衛之間，腠理不密，遇秋之風，玄府受之，慘愴之水，寒氣閉而不出，舍於腸胃之外，與營衛并行，晝行於陽，夜行於陰，并則病作，離則病止。并於陽則熱，并於陰則寒；淺則日作，深則間日；在氣則早，在血則晏；因汗鬱成痰，因虚弱陰陽相乘。

外因從六淫，有寒、温、瘴、濕、牝。寒則先寒後熱，温則先熱後寒，瘴則但熱不寒，濕則身骨節疼，牝則寒多不熱。

内因有臟氣不和，鬱結痰飲所致，有肝、心、脾、肺、腎之説，説見後。

不内外因。疫瘧，一歲之内，大小相似；鬼瘧，夢寐不詳；瘴瘧，乍有乍已；食瘧，因飲食得之；勞瘧，因勞得之；母瘧，有母傳染者也。

李論：夏傷於暑，秋爲痎瘧。暑者，季夏濕土，濕令不行則土虧矣。所勝妄行，木氣太過，少陽主也，所生者受病，則肺金不足；不勝者侮之，水勝土之分。土者坤，坤在申，申爲相火，水入土，則水火相干，則陰陽交作。肺金不足，洒淅惡寒。土虚少陽乘之則爲寒熱。發於秋者，濕熱則卯酉之分也。

【證治】先寒而熱，謂之寒瘧；先熱而寒，謂之温瘧，治之宜乎中也。中者，少陽也。渴者，燥勝也；不渴者，濕勝也。又有得之於冬而發於暑，邪舍於腎，足少陰也。有藏之於心，内熱蓄於肺，手太陰也。但熱而不寒，謂之癉瘧，足陽明也。在太陽經，謂之風瘧，宜汗之；在陽明經，謂之熱瘧，宜下之；少陽經謂之風熱，宜和之。此傷之淺也。在陰經則不分三經，謂之温瘧，宜從太陰經論之，此傷之重也。

太陽經，頭痛腰痛，寒從背起，先寒後熱，宜小柴胡、羌活地黄湯。少陽經，心體解㑊，寒熱不甚，惡見人，多汗出甚，小柴胡湯。陽明經，先寒，久乃熱，熱大汗，喜見火乃快，宜桂枝二白虎一湯。少陰經，嘔吐煩悶，熱多寒少，欲閉户而處，病難已，小柴胡加半夏湯。太陰經，好太息，不嗜食，多寒熱，汗出，病至喜嘔乃衰，理中湯。厥陰經，小腹腰痛，小便不利，意恐懼，四物玄明苦楝附子湯。

心瘧，煩心，甚欲得清水，反寒多不甚熱，宜桂枝黄芩湯。肺瘧，心寒甚，熱間，善驚如有見者，桂枝加芍藥湯。肝瘧，色蒼蒼然，太息，其狀若死，通脈四逆湯。脾瘧，寒則腹痛，熱則腸鳴，鳴已汗出，小建中湯、芍藥甘草湯。腎瘧，腰脊痛，宛轉便難，目眴然，手足寒，桂枝加當歸芍藥湯。胃瘧，將病也，善飢不能食，能食而肢滿腹脹，理中湯丸主之。

勞瘧，經年不差，後復發作，微勞力不任，名曰勞瘧。母瘧，百藥不差，結成癥癖，在腹脅，名瘧母。

治雖不同，瘧得於暑，當以汗解。或汗不徹，鬱而成痰，宜以養胃化痰發汗，邪氣得出，自然和也。虚則補之，脈洪數無力者是也。

羌活湯 治邪氣淺在表。

羌活 防風 甘草

惡寒有汗加桂枝，惡風無汗加麻黄，吐加半夏。

麻黄桂枝湯 治夜瘧。此散血中風寒。

麻黄一兩 桂枝二錢 甘草炙，三錢 芩五錢 桃仁三十粒，去皮尖

邪氣深而入血，故夜。以桃仁緩肝，散血中邪。

桂枝石膏湯 治邪深間日。

桂枝五錢 石膏 知母一兩半 芩一兩

汗出不愈，爲内實外虚，寒熱大作，必傳入陰。太陽陽明，芪、芍；寒熱傳入，太陽陽明少陽合病，加柴胡、半夏、人參、甘草。

藜蘆散　治久瘧，欲吐不能吐，宜吐之。

藜蘆爲末，温齏水調下半錢，以吐爲度。

張法：白虎加參湯、小柴胡合五苓散、神祐丸治之。服前三方未動，次與之承氣湯。治甚者甘露飲調之，人參柴胡飲子補之，常山飲吐之。

老瘧丹　治老瘧，風暑入陰，在臟，礙血氣。

川芎　桃仁　紅花　當歸　蒼术　白术　白芷　黄柏　甘草

右水煎，露一宿，次早服之。

瘧母丸　治瘧母、食瘧。

鱉甲醋炙，君　三棱　莪术醋炙　香附子　阿魏食積加醋化

截瘧丸　先補藥、表藥，徹起陽分，方可截。

川常山　草果　知母　檳榔　烏梅　川山甲炒　甘草炙

用水一大碗，煎半碗，露一宿，臨發時温服之，宜吐。

一補一發丹　治久瘧，内傷挾外邪，内發必主痰，外以汗解。

半夏　茯苓　陳皮　柴胡　黄芩　蒼术　川常山　葛根　虚加參、术補氣，甚加芩、連。

有一人夏感，脈沉細，服之愈。

常山湯　治婦胎瘧。

常山二兩　芩三兩　石膏八錢，另研　烏梅十四個　甘草一兩

煎服之。

不二散　白麵二兩　砒一錢

和勻，以香油一斤，煎之色黄，用草紙壓之，去油爲末，入江茶三兩，每服一字。

神妙絶瘧　木通川者　秦艽去蘆　川山甲炙　常山各等分　辰砂半錢，另研　烏梅七個　大棗七個

右以水三盞，煎至半，入酒一盞，再至半，先刮砂棗服，次服藥。

十二　疸

【脈證】脈沉，渴欲飲水，小便不利，皆發黄。脈沉乃陽明畜熱，喜自汗。汗出入水，熱鬱身腫，發熱不渴，名黄汗。脈緊數，乃失飢發熱，大食傷胃，食則腹滿，名穀疸。數爲熱，熱則大食，緊爲寒，寒則腹滿。脈浮緊，乃因暴熱浴冷水，熱伏胸中，身面目悉如金色，名黄疸。陽明病，脈遲者，食難用飽，飽則發煩，頭眩者，必小便難，欲作穀疸。脈沉弦或緊細，因飲酒，百脈熱，當風入水，懊憹心煩，足熱，名酒疸。其脈浮欲嘔者，先吐之；沉弦者，先下之。脈浮緊，乃大熱交接入水，腎氣虚流入於脾，額黑，日晡熱，小腹急，足下熱，大便黑，時溏，名女勞疸。腹如水狀，不治。脈寸口近掌無脈，口鼻冷，不治。其病身熱，一身盡痛，發黄，便澀。

【因】内熱入水，濕熱内鬱，衝發胃氣，病雖有五，皆濕熱也。

【治】諸黄家，但利其小便愈。假令脈浮，以汗解之，如便通汗自，當下之愈。當以十八日爲期，治之十日以上爲差，反劇者難治。治法以疏濕利小便，清熱或汗之，五苓加茵陳、連類。

茵陳梔子湯 茵陳一兩，去莖 大黄半兩 山梔十個

豆豉煎湯下。

五苓散 熱加苦參，渴加瓜蔞根，便澀加葶藶，素熱加連。

茵陳蒿湯 治黄疸，寒熱不食，食則頭眩，心胸不安者是。

滑石石膏丸 治女勞疸，證見題下。

滑石 石膏

研末，下粥飲，便利則止。

十三 勞附勞極、煩熱、勞瘵

【脈】男子平人，脈大爲勞，極虚爲勞，浮大爲裏虚。男子脈虚弱細微者，善盜汗。男子脈虚沉弦，無寒熱，短氣裏急，小便不利，面色白，時目瞑，喜衄。諸芤、動、微、緊，男子失精，女子夢交。脈沉小遲，名脱氣。其人疾行則喘，手足寒，腹

滿，甚則溏泄，食不消。脈弦而大，大則爲芤，弦則爲減，女子漏下，男子失精。脈微弱而濇，爲無子，精氣清冷。尺脈弱寸强，胃絡脈傷。安卧脈盛，謂之脱血。脈舉之而滑，按之而微，看在何部，以知其臟。尺弱滑而濇，下虚也；尺滑而濇疾，爲血虚。脈數，骨肉相失，聲散嘔血，陽事不禁，晝凉夜熱者死。脈輕手則滑，重按則平，看在何經，而辨其腑。寸弱而微者，上虚也。

【因】喜怒不節，起居不時，有所勞傷，皆傷其氣。氣衰則火旺，火旺則乘其脾土，而胃氣元氣散解，不能滋養百脈，灌注臟腑，衛護周身，百病皆作。

【證】百節煩疼，胸滿氣短，心煩不安，耳聵鳴，眼黑眩，寒熱交作，自汗飧泄，四肢怠惰者。

外有脾痹、中風、濕痹病、傷暑、骨熱不同。

【治】法以甘寒瀉火，甘温補中，温之收之。

十全散、四物湯治血虚；四君子湯治氣虚，加升麻、補中益氣湯。

牛膝丸 治腎肝損，骨痿不能起床，筋緩不能收持。

川萆薢炒 杜仲炒 蓯蓉酒浸 菟絲酒浸 牛膝酒浸，治腎 蒺藜治肝。各等分 桂半兩酒煮猪腰子，丸梧桐子大，空心酒下。亦治腰痛。

腎氣丸 治腎脾不足，房室虚損，宜此榮養血以益腎。腎苦燥，以辛潤之，致津液，故用川芎；酸以收之，故用五味，蓋神方也。

蒼术泔浸，一斤 熟地一斤 五味半斤 川芎冬一兩，夏半兩，秋七錢，春亦七錢

右爲末，用棗肉丸，米飲下。

地黄煎丸 解勞生肌活血。

生地汁 藕汁 杏仁汁 薑汁各五升 薄荷汁 鵝梨汁 法酒二升 沙蜜四兩

已上慢火熬成膏，入後藥：

柴胡三兩，去蘆 秦艽去蘆 桔梗各二兩 熟地黄四兩 木香 枳殼炒 柏子仁炒

山藥 茯苓白 遠志去心 參 术各一兩 麝半錢，另研

右爲末，和前藥，丸如梧桐子大，甘草湯下。

辛苦勞

柴胡 參 芪 柏 甘草

牡蠣散 治諸虚不足，津液不固，自汗出。

牡蠣煅，取粉　麻黄根　芪

或加秦艽、柴胡、小麥同煎。

麥門冬湯　治大病後虚煩，則熱不解，不得卧。

半夏　竹茹　陳皮　茯苓　麥門冬　參

炙甘草湯　治虚勞不足，汗出而悶，心悸，脈結代。

酸棗仁丸　治虚勞，虚煩不得眠者。

棗仁炒，一兩　參　桂一錢　茯苓三錢　石膏半兩　苓三錢

固精丸　治精滑。

牡蠣，砂鍋煅淬七次，酢糊，丸梧子大，空心，鹽酒送下。

參歸散　治骨蒸勞。

知母炒　參炒　秦艽去尖蘆　北柴胡同术炒　鱉甲麥湯浸七次　前胡各半兩　烏梅三個

地骨皮　川常山酒浸三日　川歸同柴胡炒　甘草　白茯苓各七錢半

水煎服。

脾虚　本經宜四君子湯。

肝乘之，脅痛，口苦，往來寒熱而嘔，四肢滿悶，淋溲便難，轉筋腹痛，宜防風、獨活、川芎、桂、芍藥、白术、茯苓、猪苓、澤瀉、黄柏、細辛、滑石。心乘之，宜連、芩、柏、白芍、地黄、石膏、知母。肺受病，痰嗽短氣，懶言嗜卧，洒淅寒熱，宜補中益氣湯。作涎清涕，肩胛腰脊痛，冷泄，宜乾薑、术、附、烏、蒼术、桂、茯。

勞極

勞者，神不寧也。

肝勞實熱，關格牢澀，閉寒不通，毛悴色夭；肝勞虚寒，口苦，關節疼痛，筋攣縮，煩悶。心勞實熱，口舌生瘡，大便閉塞，心滿痛，小腹熱；心勞虚寒，驚悸恍惚多忘，夢寐驚魘，神志不定。脾勞實熱，四肢不和，五臟乖戾，脹滿肩息，氣急不安；脾勞虚寒，氣脹滿咽，食不下通，噫宿食臭。肺勞實熱，氣喘鼻脹，面目苦腫；肺勞虚寒，心腹冷氣，氣逆遊氣，胸脅氣滿，從脅達背痛，嘔逆虚乏。腎勞實熱，小腹脹滿，小便赤黄，末有餘瀝，數少，莖中痛，陰囊生瘡；腎勞虚寒，恐慮失志，傷精，嘘吸，短氣，遺泄白濁，小便赤黄，陰下濕癢，腰脊如折，顔色枯悴。盡力謀慮則肝勞，曲運神機則心勞，意外致思則脾勞，預事而憂則肺勞，矜持志節則腎勞。

極者，窮極無所養也。

筋實，咳而兩脅下痛，不可轉動，脚下滿不得遠行，脚心痛不可忍，手足爪甲青黑，四肢筋急，煩滿；筋虚，好悲思，支嘘吸，脚手俱攣，伸動縮急，腹内轉痛，十指甲疼，轉筋，甚則舌卷卵縮，唇青，面色蒼白，不得飲食。脈實，氣衰血焦，髮落，好怒，唇舌赭，甚則言語不快，色不澤，飲食不爲肌膚；脈虚，虚則咳，咳則心痛，喉中介介如梗，甚則咽垂。肉實，肌痹淫淫如鼠走，津液開，腠理脱，汗大泄，或不仁，四肢急痛，或腹緩弱，唇口壞，皮膚變色；肉虚，體重怠惰，四肢不欲舉，關節痛疼，不嗜飲食，飲食則咳，咳則脅下痛，引背及肩不可轉動。氣實，喘息衝胸，常欲自恚，心腹滿痛，内外有熱，煩嘔不安，甚則嘔血，氣短乏，不欲食，口燥咽乾；氣虚，皮毛焦，津液不通，力乏，腹脹，甚則喘息，氣短息塞，晝差夜甚。精實，目視不明，齒焦髮落形衰，通身虚熱，甚則胸中痟痛，煩悶泄精；精虚，尫羸，驚悸，夢泄遺瀝，小便白濁，甚則莖弱核徹，小腹裏急。骨實，熱，耳鳴，面色焦枯，隱曲膀胱不通，牙腦苦痛，手足痠疼，大小便閉；骨虛，面腫垢黑，脊痛不能久立，氣衰髮落齒槁，腰背相引痛，甚則喜唾不了。

煩熱

内熱曰煩，外熱曰熱。

身不覺熱，頭目昏痛，口乾咽燥不渴，清清不寐，皆虛煩也。平人自汗，小便頻并，遺泄白濁，皆憂煩過度。大病虛後煩悶，謂之心虛煩悶。

《古今録驗》**五蒸湯** 治五蒸病。

甘草一兩，炙 參 知母 黄芩各二兩 苓 熟地 葛根各三兩 竹葉二把 石膏五兩，碎 粳米二合

右㕮咀，以水九升，煮取二升半，分爲三服。亦可以先煎小麥水乃煎藥。忌海藻、菘菜、蕪荑、大酢。

實熱：黃芩、黃柏、連氣也、大黃血也。

虛熱：烏梅、秦艽、柴胡氣也、青蒿、蛤蚧、鱉甲、小麥、丹皮血也。

肺：鼻乾。烏梅、天冬、麥冬、紫菀。皮：舌白唾血。桑白皮、石膏。膚：昏昧嗜唾。牡丹皮。氣：遍身虛熱，喘促鼻乾。參、黃芩、梔子。大腸：鼻右孔乾痛。大黃、芒硝。脈：唾白浪語，脈絡溢，脈緩急不調。生地黃、當歸。

心：舌乾。生地、黃連。血：髮焦。地黃、歸、桂心、童便。小腸：下唇焦。赤茯苓、木通、生地。

脾：唇焦。芍藥、木瓜、苦參。肉：食無味而嘔，煩躁甚不安。白芍藥。胃：舌下痛。石膏、粳米、大黃、芒硝、葛根。

肝：眼黑。川芎、歸、前胡。筋甲焦：川芎、歸。膽：眼白失色。柴胡、瓜蔞。三焦：乍寒乍熱。石膏、竹葉。

腎：兩耳焦。生地、石膏、知母、寒水石。腦：頭眩，悶熱。地黃、防風、羌活。

髓：髓沸骨中骨〔一〕熱。天冬、當歸、地黃。骨：齒黑，腰痛，足逆。鱉甲、地骨皮、牡丹

〔一〕「骨」：周氏本無。

皮、歸、生地黄。肉：肢細膚腫，腑臟俱熱。石膏、黄柏。胞：小便赤黄。澤瀉、茯苓、滑石、生地、沉香。膀胱：左耳焦。苓、滑石、澤瀉。

外有胸中煩熱，肝中寒煩悶，肝中風、酒疸，中暑、中風濕、心痹脾痹，肝虚寒精實。五心煩熱，小腸熱，心虚熱。足下熱，酒疸、女勞疸。日晡熱如疸。

勞瘵

【脈】虚。

【因】痰與血病。

【證】其病俗名傳屍，雖多種不同，其病與前人相似，大略令人寒熱盗汗，夢與鬼交，遺泄白濁，髮乾而聳；或腹中有塊，或腦後兩邊有小核數個，或聚或散，沉沉默默，咳嗽痰涎；或咯膿血，如肺痿肺癰狀；或腹下利，羸瘦困乏，不自勝持。雖不同證，其根多有蟲嚙心肺一也。

【治】青蒿一斗半　童便三斗

文武火熬至七分，去蒿，再熬至一升，入猪膽汁七個、辰砂、檳榔末，再熬數沸，以甘草末收之。

治虚勞痰：四物湯、竹瀝、薑汁、便，或加參、术。

三拗湯　治傳屍勞瘵，寒熱交攻，久嗽咯血，羸瘦。先服此方，後服蓮心散，萬無一失。

麻黄　生甘草　杏仁不去皮尖，炙

薑棗煎服，痰清則止。

蓮心散　歸　芪　甘草炙　鱉甲酢炙　前胡　柴胡　獨活　羌活　防風　防己　茯苓　半夏　芩　陳皮　官桂　阿膠　赤芍　麻黄去節　杏仁　蓮心去心　天南星　川芎　芫花酢炒黑　枳殼炒

除芫花，每服二錢半，水二盞半，薑三片，棗一枚，入芫花一抄，煎至八分服。須吐有異物，漸減芫花及甘草。殺蟲少之。

調鼎方　治傳屍勞，神效。

混沌皮一具，酢浸一宿，焙乾　炙鱉甲　桔梗　芍藥　胡黄連　製大黄　甘草　豉

心　苦參　貝母　秋石另研　草龍膽　知母　黄柏蜜炙　芒硝　犀角一錢　蓬术一個

右煉蜜爲丸，温酒下二十丸，腸熱食前，膈熱食後，一月平安。

白蠟塵　治瘵。

十四　熱

【脈】浮大而虚爲虚，脈細而實爲實。脈沉細或數者，皆死。病熱有火者，心脈洪是也；無火者死，細沉是也。脈弱四肢厥，不欲見人，食不入，利下不止，死。

【因】因心火爲之。心者，君火也，火旺則金爍水虧，爲火獨存。

【證治】暴熱，病在心肺；積熱，病在腎肝。

虚熱，如不能食而熱，自汗氣短，屬脾虚，治宜甘寒，温而行之。實熱，如能食，口乾舌燥，便難者，屬胃實，治宜辛苦，大寒下之。火熱而鬱，乃心火下陷，脾土抑而不伸，五心熱，宜汗之發之。心神煩亂，血中伏火，病蒸蒸然不安，宜鎮陰火，朱砂安神丸主之。蒸勞熱，乃五臟齊損，病久憔悴，盜汗下血，宜養血益陰，陰虛而熱者，用四物加柏。

治法：小熱之氣，凉以和之；大熱之氣，寒以取之；甚熱之氣，汗而發之；不盡則逆治之。

又治法：養血益陰，其熱自治。《經》曰：壯水之主，以制陽光。輕者可降，重者從其性而伸之。

李論：外有元氣虛而熱，有五臟而熱，有内中外而熱。輕手捫之則熱，重之則不熱，在皮毛血脈也。輕按之不熱，重至筋骨，熱蒸手足甚，筋骨熱也。不輕不重而熱，在肌肉也。

凡三法，以三黄丸通治之。

肺熱者，輕按之瞥瞥見於皮毛，日西甚，其證喘咳，洒淅寒熱，輕者瀉白散，重者凉膈、白虎、地骨皮散。

心熱者，微按之熱，見於血脈，日中甚，其證煩心心痛，掌中熱而啘，以黄連瀉心湯、導赤散、朱砂安神丸。

肝熱，肉下骨上熱，寅卯間甚，脈弦，四肢滿悶，便難，轉筋，多怒驚，四肢困熱，筋痿不起床，瀉青丸、柴胡飲。

脾熱，輕重之中見於肌肉，夜甚，怠惰嗜卧，無氣以動，瀉黄散、調胃承氣治實熱，補中益氣湯治虚熱。

腎熱，按至骨，蒸手如火，困熱不任起床，宜滋腎丸、六味地黄丸。

平旦潮熱，熱在行陽之分，肺氣主之，白虎加芩；日晡潮熱，熱在行陰之分，腎氣主之，地骨皮、牡丹皮、知母、柏。

木香金鈴子散 治暴熱心肺，上喘不已。

大黄五錢 金鈴子三錢 木香三錢 輕粉 朴硝

右爲末，柳白皮湯下三錢，以利爲度。止，喘亦止。

大黄散 治上焦煩，不得卧睡。

大黄 梔子 鬱金各五錢 甘草二錢半

煎服，微利則止。

黄牛散 治相火之氣游走臟腑，大便閉。

大黄一兩 牽牛頭末半兩

酒下三錢，以利爲度。此不時熱，温熱也。

火金花丸 柏 連 芩 梔 大黄便實則加

煎、丸任用。或腹滿吐嘔，欲作利，加半夏、苓、朴、生薑。如白膿下利後重，加大黄。

凉膈散 退六經熱。

翹 梔 大黄 薄荷 甘草一兩半 芩半兩 朴硝二錢半

如咽噎不利，腫痛，并涎嗽，加桔梗一兩，荆芥半兩；咳而嘔，加半夏三錢，薑煎；鼻衄，嘔血，加白芍、地黄；如淋閉，加滑石四兩，茯苓一兩；或悶而不通，腹下狀如覆碗，痛悶難忍，乃腸胃乾涸，膻中氣不下，先用木香三錢，沉香三錢，酒下，或八正散，甚則宜上涌。

當歸承氣湯 治陽狂奔走，駡詈不避親疏，此陽有餘陰不足也。

歸 大黄 芒硝各一兩 甘草半兩

每二兩，薑、棗煎。

牛黄膏 治熱入血室，發狂不認人。

牛黄二錢半　朱砂一兩　鬱金　甘草各半兩　腦子一錢　丹皮三錢

右煉蜜丸皂子大，水下。

三黄丸　治實熱能食者，能食爲實熱也。

白虎湯　治表熱惡寒而渴者。

柴胡飲子　治兩脅下肌熱，脈浮弦者。

四順飲子　治一身盡熱，日晡肌熱，皆血熱也。

桃仁承氣　治血熱，夜發熱者。

潮熱者，黄芩、生甘草。辰戌時，加羌活，午間連，未時石膏，申時柴胡，酉時升麻，夜間當歸根。如有寒者，黄芪、參、术。

兩手大熱爲骨厥，如在火中，可灸涌泉五壯，立愈。

地黄丸　治久新憔悴，寢汗發熱，腸澼下血，骨蒸，痿弱無力，五臟齊損，不能運動，煩渴，皮膚索澤。食後更宜當歸飲子。

熟地八兩　山茱萸　山藥各四兩　丹皮　苓　瀉各三兩

右煉蜜和丸梧子大，每服五十丸，空心，酒下。

當歸飲子 柴胡 參 芩 甘草各一兩 大黄 歸 白芍各三錢 滑石三兩

薑煎服。如痰實咳嗽，加半夏。五穀不化完出，淋悶，驚悸，上下血，宜金花丸。

朱砂安神丸 治心神煩亂怔忡，兀兀欲吐，胸中氣亂而熱，似懊憹狀，皆是膈上血中伏火。

朱砂一錢，研 黄連一錢半，酒製 炙甘草五分 生地五錢 歸半錢

餅丸津下。如心痞，食入反出，加煨大黄，除地黄。

補血湯 治肌熱燥熱，目赤面黄紅，煩渴引飲，日夜不息，脈浮大而虚，重按之全無，爲血虚發熱。證似白虎，唯脈不長并實耳。

芪一兩 歸二錢，酒製

熱服。

火劑湯 芩 連 梔 柏

火鬱湯 治四肢熱，五心煩熱。因熱伏土中，或血虚得之；或胃虚，多飧冷物，抑遏陽氣於土中。

羌活 升麻 葛根 參 白芍各半兩 柴胡 甘草炙。各三錢 防風二錢半 葱白

三寸

煎服。

朱砂凉膈丸　治上焦虚熱，肺脘咽膈有氣，如煙搶上。

連　梔各一兩　參半兩　砂三錢，另研　腦子另研，五錢　苓五錢

右蜜丸，朱砂爲衣，水下。

黄連清膈丸　治心肺間及經中熱。

麥冬一兩　連五錢　鼠尾三錢

右蜜丸，緑豆大，温水下。

補中益氣湯　治脾胃虚弱而熱。

辰砂滑石丸　治表裏熱。

辰砂　龍腦　薄荷　六一散

秘方　治陰虚發熱。

四物湯　柏　龜版　參　术二味氣虚加之

治酒發熱：

青黛　瓜蔞仁　薑

十五　吐衄下血

【脈】脈澀濡弱，爲亡血。細弦而澀按之虚，爲脱血也。脈浮弱，按之而絶者，爲下血。煩咳者必吐血。脈沉弦，面無血色，無寒熱者，必衄。沉爲在裏，營衛内結，胸滿，必吐血。脈滑小弱者生，浮大牢數者死。又血温身熱，脈躁者死，熱爲血氣散故也。藏血，脈俱弦者死，滑大者生。

【因】外有肺癰、肺痿，亦能咳嗽膿血。勞亦能吐血。

【證治】**麻黄湯**　治傷寒證，大壅塞内熱，火氣不伸成衄，脈浮緊爲寒。

桂枝湯　治證同前。脈浮緩爲風。

五苓散　治伏暑，熱流入經絡。

黄芩芍藥湯　治傷寒、風二證，脈微。

衄血方　治出於肺經，如不止，用寒水紙，於胸、腦、大椎三處貼之。

犀角　升麻　梔　芩　芍　生地　丹參　紫參　阿膠
荆芥穗研服，亦良。
蘿菔頭段搗飲，又汁滴之亦良。
大椎、啞門灸之亦止。
咯唾血方　出於腎，亦有瘀血内積，肺氣壅遏，不能下降，肺壅，非吐不可。
天冬　麥冬　知母　貝母　桔梗　熟地　遠志　柏
有寒加乾薑、肉桂。
嘔痰涎血方　出於脾。
芪　連　芍　歸　甘草　沉香　葛根
嘔吐血方　出於胃。
犀角地黄湯　治實及病餘瘀血。
犀角一兩　生地八兩　芍三兩　丹皮二兩
小建中湯加黄連　治虚及傷胃吐血。
三黄補血湯　治六脈大，按之虚，面赤善驚，上熱，乃手少陰心之脈也。此氣盛而亡血，瀉火補氣，以墜氣浮。

丹皮一錢　川芎二錢　熟地二錢　生地三錢　柴胡　歸各一錢半　升麻　芪各一錢　白芍五錢

人參飲子　治脾胃虚弱，衄血吐血。又治吐血久不愈，可於氣衝三棱針出血，立愈。

甘草一錢　麥冬二錢　歸三錢　芪一錢　五味子五個　芍一錢

救肺飲　治咳、吐血。

升麻　柴胡　术　芍各一錢　歸尾　熟地　芪　參各二錢　蘇木　陳皮　甘草各五分

作一服。

清心蓮子飲　治咳血兼痰。

凉血地黄湯　治腸澼下血，水穀與血，另作一派。

知母炒　柏炒。各一兩　槐子炒　青皮　熟地　歸

如餘證，同痢門法治之。

胃氣湯 治風毒客腸胃，動則血下。

芍 术 參 歸 桂 芎 苓各等分

尿血方 治心腎因房勞、憂思氣結。

髮灰能消瘀血，通閉，酢湯下三錢。棕櫚燒灰，米飲下亦可。

三汁丹 治小便出血。

水楊樹腦、老鴉飯草、赤脚馬蘭，各自然汁，以水服之。

益陰散 治陽浮陰翳，咯血、衄血。

柏 連 芩以蜜水浸，炙乾 芍 參 术 乾薑各三錢 甘草炙，六錢 雨前茶一兩 二錢

香油釜炒紅，米飲下三四錢，立安。

三黄丸 治衄血不止，大便結燥者，下之。

大黄半兩 芒硝 地黄二錢 連 芩 梔各一錢

老蜜煉丸。

咳血丹 治因身熱痰盛血虚。

青黛　瓜蔞仁二味治痰　訶子　海石澀　杏仁治嗽甚　四物湯治虛　薑汁　童便　梔蜜調噙化。

嘔血丹　治因火載血上，錯經。

四物湯　梔炒　鬱金　童便　薑汁　韭汁　山茶花

痰加竹瀝。喉中痛是氣虛，加參、芪、术、柏。

衄血丹　凉血　犀角地黄湯入鬱金。

溺血丹　治熱。

生地四兩　木蘇根　淡竹葉　梔炒　滑石　甘草　蒲黄炒　藕節　歸

血虛，加四物、牛膝膏、通草。

下血丹　四物湯　熱加連酒煮温散、梔炒、艽、升麻、膠珠、白芷；虛加乾薑炮、五倍子。如寒，藥加辛昇温散，一行一止。

神效方　治吐血、痰血，酒色過度者。

枇杷葉去毛　款冬　紫菀茸　杏仁去皮尖　鹿茸炙如法　桑白皮　木通各一兩　大黄半兩

煉蜜丸，臨卧，含化口中。

聖餅子 治咯血。

青黛一錢 杏仁四十粒，去皮尖

右杏仁以黄蠟煎黄色，研細，入黛，捏作餅子，每日柿一個，中破開，入藥合定，濕紙煨，飲下。

羅麵丹 治内損吐血。

飛羅麵略炒 京墨磨下，二錢

越桃散 治下血及血痢。

梔 槐花 棗 乾薑各等分

燒存性，研，米飲下三錢。

伏龍肝散 治便血，因内外有感，凝住在胃，隨氣下通，亦妄行之類。

伏龍肝八兩 术 阿膠 芩 乾地黄 甘草各三兩

煎服。

赤豆歸散 治先血後便，謂之近血。

赤小豆五兩，浸令芽出，曬乾　歸一兩

爲末，漿水下。

五靈脂散　治下血。

五靈脂炒爲末

芎歸湯下。

有血脱盡，色白而夭，不澤，脉濡，此大寒證，乃始同而末異，治宜辛温益血，甘熱温經，乾薑類是也。

有陰結者，便血。夫邪在五臟則陰脉不和，陰不和則血留之，血無所稟，滲入腸間，其脉虚澀，非腸風臟毒也。治宜生地黄汁、小薊汁各一升，砂糖、地榆、阿膠、側柏葉。

十六　下痢

【脉】脉滑按之虚絶者，必下痢。寸脉反浮數，尺中自澀，必下清膿血。脉沉弦者，下重；其脈小大者，爲未止。脈數，若微發熱，汗自出者自愈。設脈復緊者，必爲未解。脈微若數者，令自止，雖發熱不死。脈反弦，發熱，身汗出，自愈。脈絶，手足厥，灸之手足温者生。若脈不還，反微喘者，死。脈遲而滑者，實也，痢未止，當下之。數而滑者，有宿食，當下之。腸澼下白沫，沉則生，浮則死。腸澼下膿血，懸絶死，滑大生。又沉小流連者生，數大有熱者死。腸澼轉筋，脈極數者死。凡諸痢泄注，脈沉小者生，浮大者死，身熱者死。或譫語，或腹堅痛，脈沉緊者，可下；遲者，可温之。下痢不欲食，有宿食；腸滿痛，爲寒食，腸堅心下堅爲實，皆可下。下痢脈遲，緊痛腸鳴，心急大孔痛，皆可温。傷寒下痢，三部無脈，尺中時小見，脈再舉頭者，腎氣也，形損脈不至者死。

【因】風濕熱論之，則火盛而金去，獨木火旺而脾土損矣。輕則飧泄，身熱脈洪，穀不能化，重則下利膿血。《經》曰：春傷於風，夏必飧泄。又曰：諸下利，皆屬於濕。又曰：下利稠黏，皆屬於火。又曰：利下膿血，皆屬滯下。

【證】前證皆熱證實證也，忌用龍骨、石脂、粟殼等劑。虚證泄利，水穀或化或不化，并無努責，惟覺困倦，脈弦澀者是也，宜温補之。

【治】治法：重則大黄湯主之，輕則黄芩芍藥湯主之。後重則宜下，乃有物結墜，裏熱，脈洪甚，宜下。若脈洪大甚，不宜下也。又大腸經氣不宣，加通、檳榔、木香。腸痛則宜和，胃氣不和，當以茯苓、歸、芍和之。身重則除濕，脈弦則去風。風氣因動屬於内，大柴胡湯主之。血膿稠黏，以重藥竭之，熱甚故也。身冷自汗，以毒藥温之。有暴下無聲，身冷自汗，小便清利，大便不禁，氣難布息，脈沉微，喘吐，雖有裏急後重，謂寒邪在内而氣散也，可温藥而安，則漿水散是也，屬少陰。風邪在内縮，宜汗之也。有厥陰下利不止，脈沉而遲，手足厥逆，涕唾膿血，此難治，宜麻黄湯、小續命湯平之。法曰：謂有表邪縮於内，當散表邪而安矣。李用昇舉之法亦然。鶩溏爲利，宜温之，謂利有結糞，屬太陰，有裏者下之，或後重，或食積與氣墜，下之。在上者涌之，或痰氣在上，涌之安，在下者竭之。大法：去者送之，盛者和之，過者止之。假如惡寒熱，腹不痛，加芩爲主；痛甚，加當歸，倍芍；如見血，加連。或發熱惡寒，非芩不止，上部血也；如惡寒脈沉腰痛，或白痢下痛，或血，非連不止，中部血也；或惡寒脈沉，先血後便，非地榆不止，下部血也。

痢下，有風、濕、熱、寒、虚，滯下、噤口痢、疳痢、瘵痢、濕蝕瘡，病同而因異。血痢，有瘀血、血枯、肺痿、風血、酒痢，證同而因異。

泄痢是積辨：泄痢有期，或久亦然，或久神不瘁亦然，宜逐去之，此名滯下。

有一人，年六十，憂患，滯下褐色，腹微痛，後重頻并，食大減，身微熱，脈弦而澀，似數稍長，非滯下，乃憂患所致，心血虧脾弱也，以四物、四君合而治之愈。有一人，年三十，奉養後，秋間患滯下，腹大痛，左脈弦大似數，右脈亦然，稍減，重取似緊。此乃醉飽後吃寒凉，當做虛寒治之，遂以四物、桃仁、紅花，去地黄，加參、术、乾薑，煎入薑汁、茯苓，一月安。

黄芩芍藥湯 治泄痢腹痛後重，身熱，脈洪疾。

芍 芩各一兩 甘草五錢

痛加桂少許。

大黄湯 治前證重者。

大黄一兩，酒浸半日，煎服，以利爲度。

芍藥湯 治下痢膿血，裹急後重，行血則便膿自安，調氣則後重自除。

芍一兩 歸 連各半兩 甘草炒 木香 檳榔 桂各二錢 芩半兩 大黄三錢

白术芍藥湯 治脾受濕，水泄，微滿困弱，暴下無數。

白术 芍藥各一兩 甘草

腹痛甚，加芩、桂；脈弦頭痛，加蒼术、防風；下血，加蒼术、地榆，癢則同上。如心下痞滿，加枳實。

黃連湯〔一〕 治大便下血，腹中不痛，謂之濕毒下血；腹中痛，謂之熱毒下血。

當歸半兩 大黃二錢半，熱毒加之 芍藥 桂腹痛加之

訶子散 治虚滑久不已。

連三錢 木香半兩 炙甘草三錢 訶子皮生熟各半兩 白术

芍藥湯送下。

桃花湯 治冷痢腹痛，下魚腦白物。

赤石脂煅 乾薑炮

餅丸，飲下。

〔一〕「黃連湯」：方中疑脱「黃連」一藥，存疑待考。

漿水散　治暴泄如水，身冷脈微，氣少，甚者加吐，急痛。

半夏一兩　炮附子　乾薑五錢　桂五錢　炙甘草三錢　良薑二錢半

右爲末，三五錢，漿水二盞，煎半，和滓熱服。

小續命湯　治風積痢。

龍芽草　劉寄奴

椿皮丸　治風邪内陷。

香連丸　止痢。

燥濕和血湯　治腸澼下血，合作一派，腹中大痛，此乃陽明氣衝熱毒所作也。以下出李。

地黄生熟各半兩　牡丹皮半錢　芍一錢半　歸二錢　甘草生半錢，熟一錢　芪一錢

升麻七錢　蒼术　秦艽　肉桂各三錢　橘皮二錢

作一服。

升麻補胃湯　治前證腹中不痛，腰沉沉然，乃陽明、少陽經血證，名濕毒下血。效過老人久痢。

升麻一錢 羌活二錢 獨活 柴胡 防風各五分 葛根三錢 肉桂少許 白芍一錢半 歸三錢 丹皮半錢 地黄生熟各半錢 炙甘草半錢 芪一錢 槐花治濕毒 青皮

作二服。

益智和中湯 治前證腹中痛，皮惡寒，脈俱弦，按之無力，關甚緊弦，肌表陽明分凉，喜熱熨，爲内寒明矣。

升麻一錢半 葛根半錢 白芍一錢半 炙甘草一錢 桂皮四錢 益智半錢 歸一錢 芪一錢 牡丹皮炙 柴胡 半夏各半錢 乾薑炒 桂一錢

茯苓湯 治傷冷飲水，變成白痢，腹内痛，減食。

茯苓六錢 瀉一錢 歸四錢 蒼术二錢 生薑二錢 芩三錢 肉桂二錢 猪苓六錢 甘草炙，半兩 芍一錢半 升麻 柴胡各二錢

止痢神丸 川黄連 茱萸 粟殼清泔浸三日，又酒浸七日，炒乾。上二味同此製

右末爲丸，熱則甘草湯下，寒薑湯下八十丸。

小柴胡去參湯 渾身熱，挾外感。

没乳丸 治瘀血痢。

乳香　没藥　桃仁　滑石

佐以木香、檳榔，蘇木湯下。

保和丸　治食積痢。

噤口丹　治噤口痢，嘔不納食，亦治痢吐食。

枇杷葉蜜炙十張　縮砂十個，末

熟蜜調抹口上。

半夏四錢　參八錢　薑

煮乾，焙末，以薑粉入香附丸服，連〔一〕多加參煎呷。

大承氣湯　治下痢不欲食。

許學士云：凡痢病腹痛，以白芍、甘草爲君，歸、术爲佐，見血前後，以三焦熱論。

凡治痢病，小便清白不澀爲寒，赤澀爲熱。

〔一〕「連」：疑當作「嘔」。

又法：完穀不化而色不變，吐利腥穢，沉徹清冷，小便清白不澀，身涼不渴，脈微細而遲者，寒也。穀雖不化而色變非白，煩渴，小便赤黄而或澀者，熱也。凡穀消化，無問他證及色，便爲熱也，寒泄而穀化者，未之有也。

傷食，微加大黄；腹脹，川朴；渴者，白茯苓；腹痛，白芍、甘草爲主。冬月白芍藥一半、白术一半，夏月製黄芩。先見膿血後見大便者，黄柏爲君，地榆爲佐，加歸尾；先見大便而膿血者，製芩、歸梢；膿血相雜下者，製連。大便腹不痛，白芍半之；身倦，目不欲開，口不能言，黄芪、人參；沉重者，製蒼术；不思食者，木香、藿香。餘同上。

十七　泄

【脈】脈疾，身多動，音聲響亮，暴注下迫，此陽也、熱也；脈沉細疾，目睛不了了，飲食不下，鼻準氣息，此陰也、寒也。

【因】濕多成五泄者，胃泄、脾泄、大腸泄、小腸泄、大瘕泄。

【證治】胃泄，飲食不化，色黄，宜承氣湯。脾泄，腹脹滿，泄注，食嘔吐逆，宜理中湯。一云腸鳴食不化者，《經》云脾虚。大腸泄，食已窘迫，大便色白，腸鳴切痛，宜乾薑附子湯。小腸泄，溲便膿血，小腹痛，宜承氣湯。大瘕泄，裏急後重，數圊不得，莖中痛，宜五苓散。

五病治雖不同，其濕一也，有化寒、化熱之異故也。虚則無力，不及拈衣而已出，謂之不禁故也，温之熱之；實則圊不便，虚坐努責，宜下之。痰積下流，因太陰分有積痰，肺氣不得下流降而鬱，大腸虚而作泄，當治上焦，以蘿蔔子等吐之。水恣泄，乃大引飲，是熱在膈上，水多入下，胃經無熱不勝。寒泄，大腸滿而泄，鶩溏。風泄，久風爲飧泄，乃水穀不化而出也，防風爲君。

平胃五苓散 治濕泄、水恣泄、熱泄，此方治一切陽證。

平胃散　五苓散　白术

熱，加黄連、木通。

補胃丸 治氣虚下溜。

四君子　芍炒　升麻

流積丸　治痰積下流，甚則吐之。

青黛　芩　海石　麯炒

止瀉丸　肉豆蔻五兩　滑石春一兩，夏二兩，秋一兩半

寒加麯炒、吴茱萸，熱加連、茯苓，滑加訶子煨。

温六丸

清六丸

脾泄丸　术炒，二兩　芍酒炒，一兩　麯炒，一兩半　楂子　半夏一兩半　芩炒，半兩　蒼术

虚加參、术、甘草，裏急後重加檳榔、木香、荷葉，煨飯丸。

薑附湯　治寒泄。

椒术丸　治濕泄。

川椒　蒼术　肉果

胃風湯　治風泄。

太平丸　治泄。

連

一方與乾薑炮各一兩，或加訶、歸，名駐車丸；一方與茱萸各一兩，或加芍藥，又名苦散。

腸鳴，乃濕與熱相搏也，或大熱亦然，或飲水亦鳴。

許論：泄瀉有八，冷瀉，脈微，宜暖藥；熱瀉，胃中有熱，傷寒多，有脈數，宜涼解之；積瀉，脾脈沉弦，宜逐積；脾瀉，同右條。氣泄者，躁怒不常，傷動其氣，肝氣乘脾而泄，脈弦而逆，宜調氣；飧泄者，春傷於風，肝旺受病而傳於脾，至季夏土而泄，宜瀉肝補土；驚泄者，因心受驚，驚則氣亂，心氣不通，水入穀道而泄，心脈散大者是，宜調心利水；病亟氣敗而泄者，《素問》云：門户不要也。

厥逆幽悶，困瀉不止，四肢冷，困軟不能轉側，下泄不知，脈亡陽，喘者死。

十八　自汗頭汗

【因】濕能自汗，熱能自汗，虛則盜汗，痰亦自汗頭汗。

【證】陰陽俱虚，身體枯燥，頭汗，亡津液也。熱入血室，頭汗。傷濕額上汗，因下之，微喘者死。胃熱上熏，頭汗。發黄頭汗，小便不利而渴，此瘀血在裏也。心下懊憹，頭汗。

十九　淋附小便不禁、腎臟風

【脈】細而數。脈盛大而實者生，虚小而澀者死。尺中盛大，此陰血不足，陽乘之爲關。

【因】膀胱有熱則淋。然赤澀、淋澀，如脂膏、如砂石，皆内熱也，如水煎鹽而成也。氣不利則不通。《經》曰：小便爲氣所化，氣不化，則臍腹滿不利，悶而爲淋。

【治法】淋者，解熱利小便。閉者，行氣則水自下。有氣虚則氣不行，血虚則氣不昇，痰多氣塞則氣不運。治法，氣虚補氣，血虚補血，痰多導痰，先服本藥，後皆用吐之，以提其氣，氣昇則水自下，加以五苓散。有人患淋，乃血滯，故四物湯内加杜牛膝而愈。死血亦淋也。

李論：皆邪在肺，而無資其化源，邪熱在腎，而閉其下焦，可除其熱，瀉其塞當已。

治熱在上焦，以梔子、黄芩主之，熱在中焦，加以連、芍，熱在下焦，加之以柏。

資腎丸 治小便閉，不渴，熱在下焦血分也。

知母酒製 柏酒炒。各二兩 桂一錢

清肺飲子 治渴，小便不利，熱在上焦氣分。

茯苓二錢 豬苓三錢 澤瀉五錢 琥珀半錢 燈心一錢 木通七錢 通草二錢 車前子一錢 扁豆七錢 瞿麥半錢

導氣除濕湯 治小便閉，乃血澀致氣不通。或淋者，即有死血。

知母酒浸，三錢 柏酒製，四錢 滑石炒黄，二錢 澤瀉 茯苓各三錢

空心服。

牛膝膏 治前方證，大妙。

腎疸湯 治目黄漸至身，小便赤澀。

升麻半兩　羌活　防風　藁本　獨活　柴胡各半錢　白术　蒼术一錢　猪苓四錢　茯苓二錢　柏二錢　澤瀉三錢　芍半錢　麯六錢，炒　參三錢　甘草三錢

作二服。

秘方　淋，熱則利之，山梔之類；氣虚補之，參、术加木通、山梔之類。小便不通，氣虚，參术升麻湯，後吐之。血虚，四物湯，後吐之。痰氣閉塞，二陳湯加木通、香附，後吐之。

又方　治淋。

麥門冬　葱頭帶根　參　三白根　黑豆

濃煎飲之。

淋方　五淋散　牛膝根　葵子　滑石　瞿麥

冷加附，熱加芩，血加梔子，膏加秋石、加石葦；氣，小腹滿閉，加沉香、木香。

髮灰散　治飲食忍小便，走馬房勞，皆致轉胞，臍下急滿不通。酢服一合，或加葵子、甘遂，加大蒜搗餅，安臍心令實，著艾灸三十壯，治小便不通。

小便不禁膀胱不約爲遺溺

【因】歸之腎冷，用韭子丸六兩炒。佐以鹿茸、肉蓯蓉、牛膝、巴戟、菟絲、石斛、杜仲、桂、歸、地黄等藥。

阿膠散　治濕。

阿膠二兩，炒　牡蠣煅　鹿茸酥炙，四兩

煎散，任下。

茯苓丸　治心腎虚，淋瀝。

赤白茯苓各二兩　地黄汁

好酒熬膏，丸，鹽酒下。

【證】大小便閉者，外有骨熱不同。關格者，外有肝實熱、心實熱。便利不禁者，外有風濕、肝痹不同。

腎臟風乃濕

【治】陰莖癢痛不忍，苦參、大黄、荆芥、皂角洗熏。

陰胞癢，蟲蝕方：

狗脊不用金毛者　連　柏　黄丹　水銀粉　光粉　赤石脂

爲末敷好。

又方　大甘草湯浸海螵蛸末，敷。

二十　頭目痛附腦痛、眉骨痛

【脈】寸脈緊急或短，皆曰頭痛。又浮而滑，爲風痰，主頭目痛，脈反短澀者死。又卒然無所見者死。腦痛，脈緩大者死。太陽頭痛，脈浮緊，惡風寒。少陽頭痛，脈弦細，有寒熱。陽明頭痛，脈浮緩長，自汗。太陰頭痛，脈沉緩，必有痰。厥陰頭痛，脈浮緩，爲冷厥。少陰頭痛，脈沉細，爲寒厥。左屬風，右屬痰。

【因】有風、有痰者，多風痰結滯。痛甚者，火多，火曰炎上。血虛頭痛者，亦多血不上榮。諸經氣滯亦頭痛，乃經氣聚而不行也。

【證治】太陽頭痛兼項痛，足太陽所過，攢竹痛也，惡風寒，羌活、川芎主之。陽明頭痛，自汗發熱，石膏、白芷、葛根、升麻主之。少陽頭痛，額角上偏痛，往來寒熱，柴、芩主之。太陰頭痛，有濕痰實，體重腹痛，半夏、南星、蒼术主之。少陰頭痛，主三陰三陽經不流行，而足寒逆，爲寒厥，細辛主之。厥陰頭痛，頂痛，血不及，或痰吐涎沫，厥冷，吴茱萸主之。氣虛頭痛，黄芪主之。病則耳鳴，九竅不和，參、芪主之。血虛頭痛，芎、歸主之。傷寒頭痛，從傷寒法治之。太陽證，麻黄湯、桂枝湯。陽明脈洪，白虎。少陽柴胡。太陰，脈浮則桂枝，脈沉則理中。少陰，麻黄加辛、附子。厥陰，桂枝麻黄各半湯。痰厥頭痛，吐之。火作痛，清之、散之。傷暑亦同。濕熱頭痛證，則心内煩。外有脚氣，亦能頭痛，其狀吐逆、寒熱，便溲不通。有穀疸，亦頭痛。

半夏白术天麻湯　治痰厥頭痛。

天麻半錢　木香一錢　半夏七錢半　芪半錢　蒼术　陳皮各半錢　參　澤瀉各一錢

麯炒，一錢　乾薑　柏二錢　茯苓半錢

清空膏　治風濕熱及諸般頭痛，惟血虚不治。

羌活　連酒製　防風各一錢　柴胡七錢　川芎五錢　甘草一錢半　黄芩三錢

白湯調下。巔頂痛，加蔓荆子、藁本。

芎歸湯　治血虚，自魚尾上攻。

茶調散　吐，頭痛有痰。

家珍方　治偏頭痛連睛痛。

石膏　黍黏子炒

爲末，酒下。

玉壺丸　治風濕頭痛，亦治痰患。

雄黄　术　南星　半夏　天麻

香芎散　治一切頭風。

香附炒，去毛，二兩　川芎　甘草炙，一兩　石膏半兩　細辛　防風　草烏　川

烏　白芷　荆芥　羌活

煎。

諸頭痛有六證：傷風頭痛，或半邊偏痛，皆因冷風所吹，遇風冷則發，脈寸浮者是也。食積，因胃中有陰冷，宿食不化，上衝頭痛，右手脈浮緊甚者是也。氣虚，因下部氣虚上攻，温温而痛者，异乎邪毒所攻，無邪，脈尺虚浮是也。傷寒在太陽經，其痛如破，關前脈數是也，緊數是也。陽明經，胃熱上攻，右關洪大而數是也。膈上有風涎冷痰，而或嘔吐，脈弦細，出於寸口是也。

陰毒傷寒，身不熱，脈沉細，目痛，皆血有太過不及，皆能爲痛。太過則目壅塞而發痛，不及則無血養而枯痛。目之鋭眦，少陽經也，血少氣多；目之上綱眦，太陽經也，血多氣少；目之下綱，陽明經也，血氣俱多；唯足厥陰，連於目系而已。血太過者，血得大熱而溢於上，所以作痛。治法，血實者决之，虚者補之，宜以辛散之，凉以清之，汗之吐之。

腦痛，乃風熱乘虚而入於腦，以辛凉之藥散之行之。眉骨痛乃風痰。

羌活湯　治風熱壅盛，上攻頭目，昏眩疼痛，及腦疼。

羌活　防風　芩酒炒，一兩　連酒製，一兩　柴胡七錢　柏酒炒　瓜蔞根酒製　甘草　茯苓各半兩　澤瀉三錢

羌附湯　治冬大寒犯腦痛，齒亦痛，名曰腦風。

麻黄　黑附　升麻　防風　白僵蠶　柏三錢　羌活　蒼术各半錢　甘草　白芷一錢

作一服。

眉骨痛方　羌活　防風　甘草　芩酒炒　术　半夏　南星　細辛

又方加烏頭、草烏童便炒，去毒。爲君。

藿香散　治腦風頭痛。

藿香　川芎　天麻　蔓荆子　槐花　白芷

酒調下。

吹嗆方　治同右。

穀精草　銅緑各二錢，另　硝石一錢，另研吹鼻中

細辛　瓜蒂　良薑各一錢　硝半兩

含水滿口，以藥嗃鼻。

荆芥　薄荷　木賊　僵蠶　蝎梢

茶清下二錢。

風成寒中則泣出。風氣與陽明入胃，循脈而上至目内眦，人瘦則外泄而泣，宜辛温。風成熱則目黄。風氣與陽明入胃，循脈而上至目内眦，人肥不得外泄，故熱鬱也。

二十一　眩運

【因】痰飲隨氣上，伏留於陽經，遇火則動。去血過多，亦使眩運，頭眩亦然，兼挾氣虚。

【證】外因者，風在三陽經，頭重項强有汗。寒則掣痛，暑則熱悶，濕則重着，皆令吐逆暈倒。

内因者，因七情致臟氣不行，鬱而生涎，結爲飲，隨氣上厥，伏留陽經，嘔吐，眉目疼痛，眼不得開。

因房勞、飢飽，去血過多者，眼花屋倒，起則暈倒。

【治】**散風行濕湯** 治痰火暈眩。

二陳湯 蒼术 芩 羌

瓜蒂散 治暈眩痰厥。

芎歸湯 治血虚眩暈。

參术湯 治挾氣虚頭痛，補氣降火爲主。

參 术 芩 連

二十二 心腹痛

【脈】陽微陰弦，胸痹而痛，責在極虚。短而數，心痛心煩。心腹痛，不得息，脈細小遲者生，堅大實者死。若腹痛，脈反浮大而長者死。趺陽脈滑而緊，滑者，穀氣强胃氣實，緊者陰氣勝，故痛。病腹痛而喘，脈滑而利，數而緊者，實也。心痛，有熱厥、寒厥、大實。

【因】勞役太甚，飲食失節，中氣不足，或寒邪乘虚而入客之，或久不散鬱而生熱，或素有熱，虚熱相搏，結鬱於胃脘而痛。或有實積痰飲，或氣與食相鬱不散，停結胃口而痛。

【證治】胃病者，腹䐜脹，胃脘當心而痛，上支兩脅，膈咽不通，食飲不下。脾病者，食則嘔吐，腹脹喜噫，胃脘痛，心下急。

熱厥心痛，身熱足痛，四肢寒，甚則煩躁而吐，額自汗，脈洪，可汗。刺太溪、崑崙。

寒厥心疼，手足逆，通身冷汗，便利，溺清，不渴，氣脈微弱，可温。

大實心痛，卒然而發，大便或秘，久而注悶，心胸高起，按之痛，不能飲食，可下。

腎心痛，與背相接，瘈如從後絞觸其心，傴僂，刺束骨、合骨、崑崙。胃心痛，腹脹胸滿，刺太都、太白。脾心痛，如錐刺，刺然谷、太溪。肝心痛，狀如死，終日不得休息，取行間、太衝。肺心痛，卧若徙居，心痛間動作益盛，刺魚際、太淵。

厥心痛，乃寒邪客於心包絡也，宜以良薑、菖蒲，大辛熱之藥。

蓋諸心痛，皆少陰厥氣上衝也，刺之，宜通氣行氣，無所凝停也。

腹痛有寒、積熱、死血、實積、濕痰、有濕。

【因】有客寒阻之不行，有熱内生，鬱而不散，有死血、食積、濕痰結滯，妨礙昇降，故痛。蓋痛當分其部分，從其高下而治之。

【證治】中脘痛，太陰也，理中、草豆蔻主之。小腹痛，厥陰也，正陽、回陽、四逆湯主之。雜證而痛，苦楝湯、酒煮當歸丸、丁香楝實丸等主之。腹中不和而痛者，以甘草芍藥湯主之。傷寒誤下，傳太陰經，腹滿而痛，桂枝芍藥主之。痛甚，桂枝大黄湯主之。夏月肌熱惡熱，脈洪實而痛，黄芩芍藥主之。諸蟲痛者，如腹痛腫聚，往來無有休息，涎出，嘔吐清水。痰積腹痛隱隱然，得熱湯、辛物則暫止，宜導痰解鬱氣，温散之。中氣虚亦痛，或飢而痛是也，理中湯主之。胸痹，皆痰水宿飲，停留不散，宜瓜蔞、枳實、香附、芎、蒼术，温散之。

外有似類而痛異名：心痛，有心中寒，有心熱，有心虚，有脾積，有宿食留飲，有胸痞；腹痛，有脚氣；胸痛，有積實；小腹痛，有肝痹；胞痛，筋虚；疝，腸癰。

金鈴子散 治熱厥心痛，或作或止，久不愈。

金鈴子 玄胡各一兩

熱加連，疝氣加荔枝核，酒下三錢。

煮雄丸 治大實心痛，痃癖，如神。

雄黄一兩，另研 巴豆五錢，生用，去油爛研，却入雄黄末 白麵二兩

右再研匀，水丸梧桐子大，每服時，先煎漿水令沸，下藥二十四粒，煮三十沸，撈入冷漿水，沉水冷，一時下一丸，二十四時也，加至微利爲度，用浸藥水下。

术附湯 治寒厥，心暴痛，脈微氣弱。

附炮，去皮臍，一兩 术四兩 甘草炙，二兩

薑、棗煎服。

术香散 治心脾卒痛不忍。

木香 蓬术各一兩 乾漆炒煙盡，一錢

酢湯下一錢。

燥飯丸 治飲水吞酸作痛。

墻上蜆殼，丸。

秘丹 治心痛，久則成鬱，鬱久必生火原。

川芎 梔子炒 蒼术 香附 石鹼 乾薑炒，反治之法

有人飽過患此，以火毒治，遂以連六錢、甘草一兩，一服而安矣。

有心痛十八年，因酒、牛乳，痛時以一物拄之，脈三至，弦弱而濇，吞酸，七月内，以二陳湯、术、芩、連、桃、郁李仁、澤瀉。

秘丹 治死血留於胃口作痛。

承氣湯 梔子 韭汁 桔梗能開氣血 麻黄重者須此發之

蟲痛方 治面上白斑，唇紅，能食者是。

苦楝根 錫灰

胃脘當心痛，有垢積者。

斑蝥 烏梅肉

丸如緑豆大，泔下一丸。

皂樹上蕈，泡湯，有肥珠起，飲之，微泄見效。未已，又服，無不驗。

草豆蔻丸　治脾胃傷損客寒，一切虚證，心腹大痛。

理中建中湯　治寒腹痛。

調胃承氣加木香檳榔湯　治熱腹痛。

大承氣加方　治有人雨後得凉，腹痛甚，問之，於夏月投淵取魚，脈沉弦而細實，重按則如循刀上。本方加桂枝二帖，又加桂、桃仁二帖，又加附二帖，下黑血。

二陳芎蒼丸　治清痰腹痛，脈滑者是。

二陳湯　台芎　蒼术　香附　白芷　薑汁

二十三　腰痛附腰胯腫痛、腰軟

【脈】尺脈粗常熱，謂之熱中。腰胯痛，脈大者，腎虚；脈澀者，瘀血。

【因】腎虚而致，有濕熱，有瘀血，有外感。腎虚，皆起於内。蓋失志傷腎，鬱怒傷肝，憂思傷脾，皆致腰痛，故使氣結不行，血停不禁，遂成虚損，血氣去之。又有房勞過者多矣。

濕熱，亦因腎虚而生焉。腎者，水也，氣不利而成濕熱者，因腎水涸，相火熾，無所榮制，故濕熱相搏而成痛。亦有虚勞，外感濕氣，内熱不行而成黨錮。瘀血，因用力過多，墮墜折納，瘀血不行。

外感，因虚襲之。

外有腎風、腎熱、腎瘧、厥陰瘧，皆腰痛。

【證】失志者，虚云不足。面黑，遠行久立不能住。鬱怒者，腹急脅脹，目視𥇊𥇊，所祈不能，意浮於外。憂思者，肌肉濡漬，痹而不仁，飲食不化，腸胃脹滿。房勞者，精血不足，無所榮養。《經》曰：轉摇不得，腎將憊矣，名骨痿。濕熱者，四肢緩，足寒逆，腰冷如冰，冷汗，精滑，扇痛。

外感，如太陽腰痛引項，尻重；陽明腰痛，不可以顧，善悲；少陽，如刺其皮，不可俯仰；太陰，煩熱，如有横木居中，遺溺；少陰，引脊内；厥陰，如張弓弦。大抵太陽、少陰多中寒，陽明、太陰多燥濕，少陽、厥陰多風熱。

【治】**羌活湯** 治腰痛。

羌活　獨活　柴胡　防風　肉桂　當歸

如卧寒濕地，足太陽、少陰血絡中有凝血，加歸尾、蒼术、桃仁、防己；如濕熱痛，加黄柏、蒼术、杜仲、川芎；如虚，加杜仲、五味、柏、歸、知母、龜版；如墜撲瘀血，加桃仁、麝香、蘇木、水蛭。

腎氣丸　**茴香丸**　**鹿茸丸**　此三方，補陽之不足也，勞傷、房室之人有之。

六味地黄丸　**封髓丹**　此二方，補陰之不足也，膏粱之人有之。

煨腎丸　治腰痛虚。

杜仲炒，去絲，三錢

右一味，末之，以猪腎一枚，薄批五七片，以鹽椒淹去腥水，糝藥在内，包以荷葉，用濕紙數重煨熟，酒下。

立效散　玄胡索　歸　桂等分

爲末，酒下。

挫氣丹　治挫氣腰痛。

山楂子去核，四兩　北茴香炒，一兩

腰胯重痛

【因】風寒濕流注經絡，結凝骨節，氣血不和而痛。痰積趁逐經絡，流注搏於血内，亦然。

【治】宜流濕，散風寒，逐痰積，氣血自然湍流也。

除濕丹 檳榔 甘遂 赤芍藥 威靈仙 澤瀉 葶藶各二兩 乳香研 没藥各一兩 大戟炒，三錢 陳皮四兩

麵糊丸，加牽牛末丸。

禹功散 治同。

腰軟

【因】腎肝伏熱。

【治】宜黄柏、防己。

論餘：解㑊證，少氣不欲言，寒不寒，熱不熱，壯不壯，停不停，乃精氣虚而腎邪實矣。治以澤、茯疏腎實，地黄、牛膝、麥門冬補精氣。

二十四　肩背痛附腰髀痛

【脈】洪大。洪爲熱，大爲風。脈促上擊者，肩背痛。脈沉而滑者，背膂痛。

【因】風濕乘肺，手太陰經脈氣鬱甚不行也。

【證】病則頰頷腫，頸、肩、臑、肘、臂外後廉痛。汗出，小便數而欠者，皆風熱乘肺也。小便遺溺者，皆肺金虚也。

【治】宜通經益元氣，散風瀉火之藥。

通氣散　治風熱乘肺，肩背痛。

防風　藁本　獨活　羌活以上通經血　芩　連以上降火　參　芪上二味，虚則加之

腰髀痛

【因】小腸經氣，小腸心痛及腑。外有肺風、肺寒，骨虛而致。

二十五　脅痛附身體痛

【脈】雙弦，是兩手俱弦也。

【因】肝木氣實火盛，或因怒氣大逆，肝氣鬱甚，謀慮不決，風中於肝，皆使木氣大實生火，火盛則肝急，瘀血惡血停留於肝，歸於脅下而痛，病則自汗，痛甚，按之益甚。

【證】痰積流注厥陰，亦使脅下痛，病則咳嗽。外有肝中風，左脅偏痛；肝中寒，脅下攣急；飲水脅下鳴相逐，皆致脅痛，須詳之。

辨非：血枯證，胸脅支滿，絡氣不行，妨於食。肝脾傷，病至先聞腥臊臭，出清液。肝病，肺葉傷之，四肢清，目眩，前後血〔一〕，此年少脱血，或醉行房，肝傷氣竭致之故也。

【證治】木火盛，宜以辛散之，以苦瀉之，當歸龍薈丸、瀉青丸主之。死血，宜以破血爲主，潤血爲佐，復元活血、當歸導痰等主之。痰積，宜以去痰行氣，二陳湯加南星、青皮、香附、青黛等主之。

龍薈丸 治食積發熱，木盛脅痛。

柴胡 甘草 青皮 連 大黄 歸 木香 草龍膽 蘆薈 川芎

治水氣實加之。

治血湯 治死血。

左金丸 治肝火。

連六兩 茱萸一兩

〔一〕「前後血」：周氏本作「復後血」。

導痰湯 治痰注，諸痰皆生於熱。

台芎二兩 香附八兩 陳皮 蘇葉 乾薑一兩

貼痛

芥菜子研，水敷。茱萸醋研，敷上大效。

熨痛

醋炒灰熱，布裹熨之，葱艾炒亦可，韭汁亦可。

身體痛

【脈證】傷寒，太陽經表證，六脈俱緊。陰毒傷寒，身如被打，脈沉緊。傷寒發汗後，身體痛，氣血未和，脈弦遲。傷濕，濕〔一〕流關節，一身盡痛。風濕相摶，肢體重痛，不可轉側，脈緩。虚勞之人，氣血虚損，脈弦小。

〔一〕「濕」：原作「之」，據周氏本改。

二十六　逆痰嗽

【脈】出魚際，逆氣喘息。脈弦爲咳。咳而浮者，四十日已；咳而弦者，相其人强，吐之而愈；咳而脈虚，必苦冒；咳而沉者，不可發汗。喘咳上氣，脈數，有熱，不得卧者死。上氣，面浮腫，肩息，其脈浮大者死。久咳數歲，脈弱者生，實大者死。上氣喘息低昂，脈滑，手足温者生；脈澀，四肢寒者死。咳，脱形發熱，小堅急者死。肌瘦下脱，熱不去者死；咳嗽，脈沉緊者死，浮直者生，浮軟者生，小沉伏者死。咳而嘔，腹脹且泄，脈弦急欲絶者死。咳嗽羸瘦，脈形堅大者死。暴咳，脈散者死。浮爲風，緊爲寒，數爲熱，細爲濕，此生於外邪之所搏；浮緊則虚寒，沉數則實熱，弦澀則少血，洪滑則多痰，此生於内氣之所鬱。

【因證】因風、寒、火附腹滿、勞、痰。

風寒爲病，主乎肺，以肺主皮毛而司於外，傷之，腠理不疏，風寒内鬱於肺，清肅之氣不利而生痰動嗽。又寒飲食入胃，從脾脈上至於肺則肺寒，肺寒則内外合邪，因之而咳。火之嗽，病因火盛生痰，鑠肺金也，遂成鬱遏脹滿。甚則乾嗽無痰，或唾血痰。勞而咳嗽，皆好色腎虚，則子能令母虚，氣血俱虚，陰虚則生火，肺金耗敗，而津液氣血皆化爲痰矣。痰者，礙清氣昇降，滯氣而不行，遂成諸咳嗽之證。

論咳逆、痰嗽分爲二：咳者，謂無痰而有聲，肺氣傷而不清，而上逆，皆關於肺也；嗽者，謂有痰而無聲，脾濕動而爲痰，而成嗽，皆積於脾也。蓋因傷於肺氣，動於脾濕，咳而爲嗽也。若脾無留濕，雖傷肺氣，而不爲痰也。然寒暑燥濕風火皆令人咳，唯濕痰，飲食入胃，留之而不行，上入於肺，則爲咳嗽也。假令濕在心經，謂之熱痰；濕在肝經，謂之風痰；濕在肺經，謂之氣痰；濕在腎經，謂之寒痰。

《三因》論：咳者，衛氣之失；嗽者，營血之失。外傷六氣，隨風寒暑濕燥火，感其部位，而察其元以表之。内傷七情，皆聚於胃而關於肺，多痰嗽也。衛氣之失則多痰逆，營氣之失則多痰嗽也。

張論：以貧富言之，貧者謂之咳嗽，外感之由也。《内經》曰：秋傷乎濕，冬必咳嗽是也。又曰：歲火太過，肺金受病，民病咳嗽是也。富貴者，謂之涎嗽，多飲食厚味，熱痰所成也。

李論：皆脾弱受病，肺金受邪，飲食不化精微，留積而成痰，肺氣不利，而痰衝清道，而成咳。

劉論：皆脾濕入於肺而成痰，傷風而成咳。

痰嗽潮熱四證：有痰嗽者，潮熱大體雖同，動作有異。或因虚中寒冷，則先痰嗽，嗽久而不已，血形如綫，隨痰而出，惡寒發熱，右寸浮而數；外證，日輕夜重，面白痰清。因憂愁大怒，則吐血而後痰嗽，少寒多熱，左寸沉小而數；外證，心下噎塞，情思不樂，飲食不下。或蟲疰相傳，死魂相逐，則先嘔血，不知來處，微有痰嗽，漸成寒熱，兩手脈弦細而數；外證，飲食不爲肌膚，頰紅變動不常，身體酸痛倦，及嗽搐咽痛痰多，或喘或瀉則死。先因傷濕傷寒，解利不盡，雖病退人起，飲食減少，不生肌肉，身倦無力，勞力則熱，身體酸痛，狀如勞狀，但不吐血，不發潮熱，經二三年，醫無驗，此是餘毒伏在經絡，其脈弦也，再發則愈。

《三因》論狀：傷風咳者，憎寒壯熱，自汗惡風，口乾煩躁；傷寒咳者，憎寒發熱，無汗惡寒，不乾煩躁；傷暑咳者，煩熱引飲，口燥，或吐沫，聲嘶咯血；傷濕咳者，骨節煩痛，四肢重着，洒洒淅淅。喜傷心，咳而喉中介介如腫狀，甚則咽腫喉痹，自汗，咽乾咯血，此勞傷心，小腸受之，咳與氣俱失；怒傷肝，咳而兩脅下痛，不可轉側，則兩胠下滿，左脅偏疼，引少腹，此怒傷肝，膽受之，咳嘔膽汁；思傷脾，咳而右脅下痛，隱隱引肩背，甚則不可動，腹脹心痛，不欲食，此飢飽之傷，胃受之，咳而嘔，嘔則長蟲出；憂傷肺，咳而喘息有聲，甚則吐血，吐白沫涎，口燥聲嘶，叫呼傷肺，大腸受之，咳而遺矢〔一〕；恐傷腎，咳而腰背相引痛，甚則嗔，咳涎，寒熱引腰背，或喘滿，房勞傷腎，膀胱受之，咳而遺溺。久咳不已，三焦受之，咳而腹滿，不飲食。

咳、嗽、喘、逆氣、短氣，分別不同。咳者，無痰有聲，喉中如癢，習習如梗，甚者續續不止，連連不已，衝膈擊胸，外有心咳、一切血證、肺咳上逆；嗽者，有痰，外有勞瘵、喘促、嗽血、肺痿、肺癰；喘者，促促而氣急，喝喝而息數，張口抬肩，摇身擴肚，外有脚氣；逆氣者，但脚氣上而奔急，外有肺中風、肺中暑、肺熱、肺寒、肺水、肺痹、肝熱、膽寒、心熱、腸痹、痰水；短氣者，呼吸難，數則不能相

〔一〕「矢」：周氏本作「尿」。

續，似喘而不摇肩，似呻吟而無痛，外有脾中風、脾中寒、肺熱、腎虚、歷節風、憂氣、胸痞、痰飲。

【治】咳，咳謂無痰而有聲。《素問》云：咳乃皮毛先受邪氣，以從其合，其寒飲食入胃，從脾脈上至肺，肺寒則内外合邪，因有咳證。

肺咳，麻黄湯。大腸遺矢，赤石脂禹餘糧湯、桃仁湯。

脾咳，升麻湯。胃吐蟲出，烏梅湯。

心咳，桂枝湯。小腸氣失，芍藥甘草湯。

肝咳，小柴胡湯。膽嘔苦汁，黄芩半夏湯。

胃虚，麻黄附子細辛湯。膀胱遺溺，茯苓甘草湯。

久咳不已，三焦受之，其狀，咳，腹滿不欲飲食。此皆聚於胃，關於肺，令人多涕唾而面浮腫，氣逆也，異功白术散。

逆，逆謂氣上逆，肺壅而不下。上氣逆者，皂莢丸。火逆上氣，麥門冬湯。上氣脈浮者，麻黄厚朴湯。上氣脈沉者，澤漆湯：澤漆五、桑白皮六、射干泔浸、芩、术、苓四、竹茹。治氣上逆，爲熱所作。

治法：無痰而有聲者，以辛潤其肺，青皮以散三焦之氣壅；有痰而嗽者，治痰爲先，下氣爲上。痰而能食者，下之，不能食者，厚朴湯治之。痰而熱者，柴胡湯加石膏主之；痰而寒者，小青龍加桃仁主之。

張之治痰，以通聖散加半夏。暑嗽，以白虎、凉膈；火嗽，以黄連解毒；濕嗽，以五苓、白术；燥嗽，以木香葶藶散；寒嗽，以寧神寧肺散爲上也。更分以吐、汗、下爲佳。

方

南星　半夏　枳殼　陳皮

風痰脈弦加通聖；熱痰脈滑小柴胡，洪加青黛、連；氣痰脈澀加青、陳皮；濕痰脈緩加术、防己；寒痰脈沉加桂、杏、小青龍；發熱加芩、桔；痞加枳實，重加茯苓；氣上逆加葶藶；氣促加參、桔；浮腫加郁李仁、杏仁、澤瀉、茯苓；上熱喘涌，加寒水石、石膏；大便秘加大黄；能食加大承氣，不能食加朴。

利膈丸　治胸中不利，痰嗽喘促。

木香　檳榔一錢半　枳實炒，一兩　朴三兩　大黄酒製，一兩　參　歸各三錢

紫蘇飲子　治脾肺受寒，痰涎嗽。

紫蘇子　桑白皮　青皮　陳皮　杏仁　麻黄　炙甘草　五味子　半夏　參

千緡湯　治痰妙。

半夏生，一兩　大皂角去子皮，半兩　雄黄加之大治痰

右同入絹袋中，水三升，薑八片，煎至半，以手操洗之，取清汁服。

大熱大飲，凝於胸中而成濕，故痰作矣，宜吐之。

二陳湯加麻黄杏仁湯　治風寒，行痰開腠理。

本方加麻黄、杏仁、桔梗。

降火導痰湯　治火。

芩　連　瓜蔞　海石

勞嗽丹　四物　竹瀝　薑汁

斂肺丹　治肺脹及火鬱。

訶子　杏仁　青黛　瓜蔞　半夏　香附

積痰方　南星　半夏　青黛　瓜蔞　石鹼

如肝痛，疏肝氣，加青皮〔一〕；上半日咳，多屬胃火，加貝母、石膏；下半日嗽，多屬陰虚，加知母、柏、川芎、歸；虚甚好色者，加參、膏、青陳皮、薑。

酒病嗽：

白礬一兩，另研　杏仁一升

右水一升，煎乾，攤新瓦上，露一宿，砂鍋内炒乾。每夜飯後，細嚼杏子十五個。

劫嗽方　五味半兩　甘草二錢　五倍子　風化硝各一錢

爲末，乾，噙化。

鵝管法　治風入肺管。

南星　雄黄　款花　鵝石

右爲末，入艾中，放薑片上，置舌上灸，吸煙入喉，以多爲妙。

痰方　若或痰白作泡，當於肺中瀉水。

〔一〕「青皮」：原作「皮青」，據周氏本乙轉。

滑石　貝母川　星　夏　風化硝　白芥子　陳皮　茯苓　皂角風加　蒼术濕加

瓜蔞潤加　枳實結加　青黛　芩熱加

青礞石丸　化痰。

麝香丸　治痰。

勞嗽方　四君子　百合　款花　細辛　桂　五味子　阿膠　半夏　天門冬　杏子　白芍　甘草

煎食。

《三因》論：因怒而傷者，甘草；憂而傷者，枳殼；喜而傷者，五味；悲而傷者，人參。

二十七　喘附哮

【脈證】實喘，氣實肺盛，呼吸不利，肺竅壅滯，右寸脈沉實者是，宜瀉肺。虚喘，由腎虚，呼吸氣短，兩脅脹滿，左尺脈大而虚者是，宜補腎。邪喘，由肺感寒邪，伏於肺經，關竅不通，呼吸不利，右寸脈沉而緊，亦有六部俱伏者，宜發散，則身熱而喘定。

《三因》狀虚實：肺實者，肺必脹，上氣喘逆，咽中塞，如嘔狀，自汗。肺虚者，必咽乾無津，少氣不足以息也。

【因】氣虚入於肺。陰虚火起衝上。有痰，有水氣乘肺。

【治】喘，年深，時作時止，雄猪肚一個，治如食法，入杏仁四五兩，綫縫，酢三碗，煮乾取出，先食肚，次以杏仁新瓦焙，捻去皮，旋食，永不發。

氣虚方 治氣虚。

參 柏蜜炙 麥冬 地骨皮

血虚方 治陰虚有痰。

四物 連 枳殼 半夏

導痰千緡湯 半夏 南星 陳皮 茯苓 皂角 枳實

劫藥方 治喘不止，甚，不可用苦寒藥，可温劫之。

椒目二錢

爲末，薑湯下。

萊菔子蒸　皂角燒存性

薑汁丸，噙。

大黄煨　牽牛炒。各二兩

各爲末，蜜水下二錢，治熱痰暴喘欲死。

瀉白散　治陰氣在下，陽氣在上，咳喘嘔逆。

桑白皮一兩　青皮　五味　甘草　茯苓　參　杏仁　半夏　桔梗上二味，痰涎嘔逆加之　地骨皮七錢

薑煎。

神秘湯　治水氣逆行乘肺，肺得水而浮，使氣不通流，脈沉大。此人不得卧，卧則喘者是。

紫蘇　陳皮　桑白皮　生薑　參各五錢　木香　茯苓二錢

哮

【因】哮喘主於内，痰宜吐之。

【治】**哮積丹**

鷄子略敲，不損膜，浸尿缸内四五日夜，吃之有效。蓋鷄子能去風痰。蘿蔔子丸，薑湯送下，妙。

卷下

二十八　宿食留飲附痰飲

【脉】寸口脉浮大，按之反澀，尺中亦微而澀，故有食痰。寸口脉緊如轉索，左右無常者，有宿食。脉滑而數者，實也，有宿食，當下之。脉浮而滑者，宿食；下利不欲食者，宿食。脉沉，病若傷寒者，宿食、留飲，宜下之。脉短疾而滑者，酒病；脉浮細而滑者，傷飲。

【因】飲食自倍，腸胃乃傷，復加之，則胃化遲難，故宿食留飲。飲，水也，無形之氣也，因而大飲則氣逆，形寒飲冷則傷肺，病則爲咳滿水泄，重而爲蓄積。食者，物也，有形之血也，因而食飽，筋脉横解，腸澼爲重，或嘔或吐或下利。

【證治】《千金》云：胃中有癖，食冷物則痛，不能食，有熱物則欲食。大腹有宿食，即寒凛發熱如瘧狀；小腹有宿食，當暮發熱，明旦復止。

《三因》云：有飲在中脘則嘈，有宿食則吞酸。

李論：戊己火衰，不能制物，食則不消，傷其太陰，填塞悶亂，兀兀欲吐，甚則心胃大痛，犯其血也。治宜分寒熱輕重。如初得，上部有脈，下部無脈，其人當吐，不吐即死，宜瓜蒂散。輕則内消，縮砂、炒麯等是也；重則除下，承氣湯是也；寒則温之，半夏、乾薑、三棱、莪术是也；熱則寒之，大黄、黄連、枳實、麥芽是也。飲則下行，或大飲而氣逆，或寒冷而傷肺，病則喘咳、痰涎、水腫，輕則宜取汗利小便，使上下分消其濕，解酲湯、五苓散、半夏、术、枳殼之類是也。重則爲蓄積，爲滿者，三花、神祐是也。

張論：飲食不消，分貧富而治之。富者乃膏粱太過，以致中脘停留，脹閉痞膈，酢心，宜木香導飲丸主之；貧者乃動作過〔一〕勞，飲食粗，酒食傷之，以致身腹滿悶，

〔一〕「過」：原脱，據周氏本補。

時吐酸水，宜進食丸主之。

又有重者，病證同太陰傷寒，止脈沉，可與導飲丸治之。

又論：留飲，蓄水而已，雖有四有五之説，止一證也。夫鬱憤而不伸，則肝氣乘脾之氣而不流，亦爲留飲。肝主慮，久不決則氣不行，脾主思，久則脾結，亦爲留飲。因飲水，脾胃久衰，不能布散，亦爲留飲。飲酒過多，胞經不及滲泄，亦爲留飲。渴飲冷水，乘快過多，逸而不動，亦爲留飲。夫水者，陰物也，但積水則生濕，停酒則滿，燥久而成痰，左脅同肥氣，右脅同息賁，上入肺則嗽，下入大腸則瀉，入腎則涌，在太陽爲支飲，皆内氣逆得之。故濕在上者，目黄面浮；在下者，股膝腫滿；在中者，支飲痞膈痰逆。在陽不去，久而滯氣；在陰不去，久而成形。宜治以導水、禹功，調以五苓、葶藶、椒目，逐水爲全矣。

有傷西瓜、冷水、羊乳、寒濕之物，宜：白术二錢　川烏五分　防風一錢　丁香一枚　甘草炙，一錢

傷羊肉、麵、濕熱之物，宜：白术　黄芩　黄連各七錢　大黄二錢　甘草炙，五分　如心下痞，枳實；腹痛，白芍藥一錢；腹脹，厚朴；胸中不利，枳殼；胸中寒，陳

皮；渴者，白茯苓；腹中窄，蒼朮；體肢沉重，蒼朮。大抵傷冷物，以巴豆爲君；傷熱物，以大黄爲君。

檳榔丸　治傷之輕者，飲食不化，心腹鼓脹。出劉。

檳榔二錢　陳皮八錢　牽牛頭末四錢

酢糊丸，梧子大，薑湯下二十丸。

雄黄丸　治傷之重，脅肋虚脹者。

雄黄一兩，另研　巴豆五錢，生用，去油

丸服。法同心痛。

瓜蒂散　主吐。心胸卒痛悶亂，急以治之。

瓜蒂　赤小豆各三錢

細末之，每服一錢，温酒下。

枳實丸　治傷食。

枳實半兩　白朮一兩

麯丸。

木香、檳榔、青皮，此三味氣滯加之；大黄、黄芩、連三味，濕熱加之；蘿蔔子、連、澤瀉，伏濕痞悶加之；梔，病後食傷加之；半夏、豆粉，濕麵油膩加之；草豆蔻、稜、莪，傷冷硬加之；乾薑，傷水加之；縮砂、丁香，心胃痛加之；參，傷胃加之。

解酲湯 治傷酒。

白豆蔻　砂仁　生薑　葛花各半兩　白茯苓　猪苓去皮　陳皮去白　參　术各一兩半　青皮三錢　麯炒　澤瀉各二錢五分　木香五分

右爲末，白湯送下。

秘方 治胃中有物，惡食。

二陳湯加术、山楂、川芎、蒼术、麯炒。

神祐丸 治留飲、懸飲，脈弦。又治脈伏，其人欲自利難利，心下續堅滿。此爲留飲欲去故也。

茯苓桂术湯 治心下有痰飲，胸脅支滿，目眩。

茯苓　桂　术　甘草

大青龍湯 治溢飲體痛，當發其汗。

麻黄七錢　桂　甘草各二錢五分　石膏鷄子大　杏仁　半夏濕加

澤瀉湯　治心下有支飲，其人苦冒眩。支飲不得息，加葶藶、棗。

朴黄湯　治支飲胸痛。

大黄　厚朴各等分

二陳湯　**小半夏湯**　治嘔家本渴，今反不渴，心下有支飲故也。治先渴却嘔，水停心下，此屬飲，加茯苓。

五苓散　治瘦人臍下有悸者，吐涎沫而顛眩，水也。亦治停痰宿水。

破飲丸　治五飲結爲癥瘕，支飲胸滿吐逆，心内隱痛，大能散氣。

蓽拔　胡椒　丁香　縮砂　青皮　烏梅　木香　蝎梢　巴豆去油

以青皮同巴豆浸漿水一宿，漉出，同炒，青皮焦，去豆。將浸水淹烏梅肉，炊一熟飯，研細爲膏，薑湯送下五七丸。

控涎丹　治患胸背、手足、頸項、腰胯隱痛不忍，連筋骨牽釣痛，坐卧不安，時走易。

甘遂　大戟紅牙　白芥子真

右粉丸，梧子大，白湯送下。

痰飲證狀：或咳或喘，或嘔或泄，眩暈嘈煩，忪悸愪愯，寒熱疼痛，腫滿攣癖，癃閉痞膈，如風如癲。懸飲者，水飲在脅下，咳唾引痛；溢飲者，飲水流於四肢，當汗不汗，身體疼痛重；支飲者，嘔逆倚息，短氣不得卧，其形如腫；痰飲者，其人素盛今瘦，腸間漉漉有聲；留飲者，背寒如手大，或短氣而渴，四肢歷節疼痛，脅下痛引缺盆；伏飲者，膈滿咳喘嘔吐，發則寒熱，腰背痛，目泪，惡寒振振然。

懸飲當下；溢飲當汗；支飲隨證汗下之；痰飲宜温之，從小便去之。

二十九　噯氣吞酸嘈雜附槃氣

【因】胃中有火有痰。

《三因》論：酢咽。夫中脘有飲則嘈，有宿食則酸，食後噫酸吞酸者，皆宿食證。俗名咽酸是也。

【治】方　食鬱有痰，吞酸。

南星　半夏五錢　黄芩一兩　陳皮

燥飲丸　治痰飲心痛。

乾螺殼墻上者　蒼术

麯爲丸。

麯术丸　治呑酸，中脘有飲則嘈，宿食則酸。

縮砂　陳皮　蒼术　麯炒

麯丸，薑湯送下。

又方　治酸，皆濕熱鬱。

黄連薑汁炒　蒼术　茯苓

湯浸餅丸。

吐清水：

蒼术陳壁土炒　茯苓一錢　滑石熯　术一錢五分　陳皮五分

水煎。

論檠氣

【證】夫檠飪之邪從口入者，宿食也。其病煩痛，畏風憎寒，心腹脹滿，下利，不欲食，呑酸，噫宿腐氣，或腹脹泄瀉，及四肢浮腫。若胃實熱，食反溜滯，其脉滑而數，宜下之愈。

若脾虛，其脉浮大，按之反澀，尺中亦微澀，宜温消之。

木香丸 木香　硇砂　蓬术　胡椒　乾漆炒令煙盡　半夏各五錢　桂心　縮砂　青皮三錢　附子炮，去皮臍　三棱酢炙　乾薑一兩

右末，蜜丸梧子大，每服五十丸，薑湯下。

感應丸 肉豆蔻　川芎　百草霜各二兩　木香一兩五錢　蓽澄茄　丁香　三棱各一兩　巴豆百粒，去皮　蠟四兩　杏仁百粒，去皮

右除巴豆外，爲末，以下别研巴豆、杏仁，和匀。先將油煎蠟溶化，傾出藥末，内和成劑，入臼内杵千餘下，丸緑豆大，每服三五丸，白湯下。

又外有酢咽、槃氣、思膈，皆同。

三十　積聚附痰塊

【脈】來細而附骨，乃積。寸口，積在胸；關上，積在臍傍；尺中，積在氣衝。左積左，右積右，脈兩出，積在中央。浮而毛，按之辟易，脅下氣逆，背相引痛，名肺積；沉而芤，上下無常處，胸滿悸，腹中熱，名心積；弦而細，兩脅下痛，邪走心下，足腫寒，名肝積；沉而急，苦脊與腰相引痛，飢見飽減，名腎積；浮大而長，飢減飽見，腹滿泄嘔，脛腫，名脾積。

寸口沉而結，駃而緊，積聚有繫痛。脈弦細微者，爲癥，橫脅下及腹中有横積。脈弦，腹中急痛，爲瘕。脈細而沉時直者，身有癰腫，若腹中有伏梁。脈沉小而實者，胃有積聚，不下食，食則吐。脈沉而緊者，若心下有寒，時痛，有積聚。關上脈大而尺寸細者，必心腹冷積；遲而滑，中寒有癥。脈弦而伏，腹中有癥，不可轉也，死。脈緊强急者生，虚弱者死，沉者死。

【因】脛寒厥氣，則血脈凝澀，寒氣上入腸胃，所以腹脹。腹脹則腸外之汁沫迫聚不得散，日以成積。又盛食多飲，起居過度，腸胃之絡傷，則血溢於腸外，腸外有寒汁沫，與血相搏，則氣聚而成積。又外中於寒，内傷於憂，怒氣則上逆，上逆則六腧不通，濕氣不行，凝血藴裹，津液凝澀，滲着不去而成積。又生於陰，蓋憂思傷心，重寒傷肺，忿怒傷肝，醉以入房、汗出當風傷脾，用力過度入房、汗出入浴傷腎。皆臟氣不平，凝血不散，汁沫相搏，藴結而成積矣。

又有食積、酒肉積、水積、涎積、血積、氣積，皆因偏愛，停留不散，日久成積塊。在中爲痰飲，在右爲食積，在左爲血積。

【證】蓋積、聚之源則一，其在臟者，始終不移，爲積；其在腑者，發痛轉移，隨氣結束爲聚。積者繫於臟，聚者繫於腑，癥者繫於氣，瘕者繫於血。

肝之積名肥氣，在左脅下，如覆盆，發咳逆痎瘧，連歲不已，其中有血，肝主血故也。心之積名伏梁，起臍下，大如臂，上至心下，令人煩心，有大膿血，在於鬲胃之外。肺之積名息賁，在右脅下，大如杯，洒淅寒熱，喘咳肺壅。賁者，賁門也，積在肺下有賁門。脾之積名痞氣，在胃脘，大如盤，四肢不收，黄疸，飲食不爲肌。痞者，濕也，食冷，其人傷氣，爲濕所蓄。腎之積名奔豚，發於小腹，上至心下，若豚狀，上下喘逆，骨痿。

病在六腑，太陽利清氣，陽明泄濁氣，少陽化精氣，失常則壅聚不通，故實而不轉，虚則輸，屬陽無形，隨氣往來，在上則格，在下則脹，傍攻兩脅，如有泥塊，易於轉變，故名曰聚。又有息積者，乃氣息癖滯於脅下，不在臟腑營衛之間，積久形成。氣不干胃，故不妨食，病者脅下滿，氣逆息難，頻歲不已，名曰息積。

【治法】寒者熱之，結者散之，客者除之，留者行之，堅者削之，消者摩之。鹹以軟之，苦以瀉之，全真氣以補之，隨所利而行之。酒肉食等積，以所惡者攻之，以所喜者誘之。

五積丸 治積塊。

連肝腎五錢，心肺一兩半，脾七錢　朴肝心脾五錢，肺胃八錢　巴豆霜五分　川烏肝肺一錢，心腎脾五錢　乾薑心肝五分，腎一錢五分　茯苓一錢五分　參肝肺腎二錢，心五錢

另研巴豆，旋入，和匀，煉蜜丸梧子大，微溏爲度。

肝積加柴胡二兩，皂角二錢五分，川椒四錢，昆布二錢，莪术三錢五分。

心積加苓三錢，桂一錢，茯神一錢，丹參一錢，菖蒲五錢。

肺積加桔梗一錢，紫菀一錢五分，天門冬一錢，三棱一錢，青皮一錢，陳皮一錢，川椒一錢五分，白豆蔻一錢。

腎積加玄胡、苦楝肉各三錢，蝎一錢，附子一錢，澤瀉二錢，獨活、桂各三錢，菖蒲二錢，丁香五錢。

脾積加吴茱二錢，瀉一錢，茵陳、縮砂二錢，椒五錢。

秋冬加製朴一倍，減苓、連服。人覺熱，加連。覺悶亂，加桂，氣短減朴。又有虚人，不可直攻，以蠟匱其藥，又且久留磨積。

肉積，硇砂、水銀、阿魏；酒積，神麯、麥芽；血積，虻蟲、水蛭、桃仁、大黄；氣積，檳榔、木香；水積，甘遂、牽牛、芫花；涎積，雄黄、膩粉；食積，礞石、巴豆；癖積，三棱、莪术；魚鮮積，陳皮、紫蘇、草果、丁香、桂心；寒冷成積，附、朴、硫黄。

化氣湯 治息積癖於腹脅之下，脹滿瘀痛，嘔吐酸水。

縮砂　桂　木香各一錢　甘草炙　茴香炒　丁香　青皮炒　陳皮　生薑炮。各五

錢　沉香　胡椒各一錢

右爲末，薑、紫蘇湯、鹽、酒調二錢一分。

散聚湯　治久氣六聚，狀如癥瘕，隨氣上下，發作有時，心腹絞痛，攻刺脅腰，喘咳滿悶，䐜脹。

半夏　檳　歸各三錢　陳皮　杏仁　桂各二錢　苓　甘草　炮附　川芎　枳殼　吴茱　朴制。各一錢　大黄大便秘加之

三聖膏　貼塊。

石灰未化者，半斤，瓦器炒令淡紅，出，候熱稍減，研之　大黄一兩，末之，就爐微炒，候凉入桂　桂心半兩，末，略炒，醋熬成膏，厚攤貼患處

又方

大黄　朴硝各一兩末

大蒜搗膏貼之，亦佳。

張法　**無憂散**　治諸積不化。

桂苓白术散調之。

茶調散 治沉積水氣。

木香檳榔丸調之。

千金硝石丸 止可磨塊，不令困人，須量虛實。

硝石六兩 大黄半斤 甘草 參各三兩

右爲末，以三年苦酒即好酢也。三升，置筒中，以竹片作三片刻，先納大黄，攪使微沸，盡一刻，乃下餘藥，又盡一刻，微火熬膏，丸梧子大，每服三十丸。

消塊丸 此必審確可用。

三棱 莪术削堅 青皮 陳皮破氣 香附調氣 桃仁 紅花治血 靈脂破血 甘草 牛膝死血用 石鹹破痰塊 二陳湯皮裏膜外多痰加之 山楂食塊加之 連 茱炒，一錢五分 益智炒，一錢五分 葵根 白术等分

碱石湯下。

茶癖散 石膏 芩 升麻

砂糖調服。

治痰塊：苦參 夏 瓜蒂 薑

蜜丸。

破塊驗丸 吴茱萸　連　木香　檳榔　桃仁　郁李仁

又承氣加連、芍、川芎，乾葛湯下。

又瓜蔞、半夏、黄連、貝母丸，果效。

三十一　消渴

【脈】心脈滑爲渴，滑者陽氣勝。心脈微小爲消癉，脈軟散者，氣血虚。脈洪大者，陽餘陰虧。寸口脈浮而遲，浮爲虚，衛氣虧；遲爲勞，營氣竭。趺陽脈浮而數，浮爲風，數消穀。消癉，脈實大，病久可治；懸小堅急，病久不可治。脈數大者生，實堅大者死，細浮短者死。

【因證】膏粱甘肥之變，則陽脈盛矣。陽脈太甚，則陰氣不得營也，津液不足，結而不潤，皆燥熱爲病也。

《經》云：二陽結，謂之消。二陽者，陽明也，手陽明主津，病消則目黄口乾，是津不足也；足陽明主血，熱則消穀善飢，血中伏火，乃血不足也。此皆津血不足而熱也。夫因則火一也，病則有上、中、下三也。蓋心火盛於上，爲膈膜之消，病則舌上赤裂，大渴引飲。論云：心移熱於肺，傳爲膈消是也，以白虎加參湯主之。火盛於中，爲腸胃之消，病則善食自瘦，自汗，大便硬，小便數。論云：癉成爲消中者是也，以調胃承氣、三黄等治之。火盛於下，爲腎消，病則煩躁，小便濁淋，如膏油之狀，論云：焦煩水易虧者是也，六味地黄丸主之。

【治法】熱淫所勝，治以甘苦，甘以瀉之，熱則傷氣，氣傷無潤，則折熱補氣，非甘寒不治。

李以補肺、降火、生血爲主。

秘丹 生血爲主，總治三消。

連 花粉 人乳 地黄汁 藕汁

右蜜爲膏，徐徐留舌上，以白湯下。

參膏湯 治膈消，上焦渴，不欲多飲。

人參五錢 石膏一兩 知母六錢 甘草三錢五分

水煎。或方加寒水石妙。

順氣散 治消中，能食，小便赤。

川朴一兩 大黄四兩 枳殼二錢 赤芍藥

茴香散 治腎消，小便如油。

茴香 苦楝炒 五味

右爲末，酒下二錢，食前服。

珍珠丸 治白淫滑泄，思想無窮，所願不得之證。

黄柏一斤，燒 真蛤粉一斤

水丸，空心，酒下。柏降火，蛤鹹補腎。

又方

蘆根 瓜蔞根 麥門冬 知母 竹葉 牛乳

生津甘露飲以下出李。

石膏、甘草滋水之源，連、梔、柏、知母瀉熱補水，杏仁、麥冬、全蝎、翹、白葵、白芷、歸身、蘭香和血潤燥，升麻、柴胡行經，木香、藿香反佐取之，桔梗爲末舐之。

酒煮黄連丸　治中暑熱渴。
太陽渴，脈浮無汗，五苓、滑石類；陽明渴，脈長有汗，白虎、凉膈等；少陽渴，脈弦而嘔，小柴胡加瓜蔞；太陰渴，脈細，不欲飲，不思水；少陰渴，脈沉而自利者，猪苓、三黄湯；厥陰渴，脈微，引水，少與之。
神芎丸已下出張。
連入心　牽牛逐火　滑石入腎　大黄逐火　芩入肺　薄荷散熱
三黄　治消渴，大黄春秋二兩，夏一兩，冬五兩　芩春四兩，秋夏六兩，冬三兩　連春四兩，秋夏七兩，冬三兩　桂苓甘露飲調之。白虎湯調之。生藕節汁、淡竹瀝汁、生地黄汁，相兼服之潤之。寒水石、甘草、蛤粉等分，濃煎麥門冬苗，下二錢。
神白散　治真陰虚損。
猪肚丸　治消中。
猪肚一個　連五錢　麥冬去心　知母　瓜蔞
右四件末，入肚縫之，蒸爛熟，於砂盆内杵而丸之，如堅，少加蜜，丸梧子大，每服五十丸。

葛根丸 治腎消。

葛根三兩 瓜蔞三兩 鉛丹二兩 附一兩，炮

蜜丸，如梧子大，一日三服，春夏去附。

胡粉散 治大渴，又治腎消。

胡粉五錢 瓜蔞根二兩五錢 鉛丹五錢 澤瀉 石膏 白石脂 赤石脂各五錢 甘草炙，三兩五錢

右杵爲末，任意服，痛者減服。

人參白朮湯 參 朮 歸 芍 梔 瀉 大黄各五錢 翹 瓜蔞根 苓各一兩 桂 藿香 木香一錢 寒水石二兩 滑石 硝各半斤 甘草三兩 石膏四兩

薑煎，入蜜少許。

口燥、口乾、口渴、咽乾，須詳之。

三十二 痞

【因】誤下陰虚，食積痰滯，濕土虚痞。

論曰：太陰濕土爲積飲痞膈，乃土來心下痞滿也。

【證治】誤下多則亡陰，胸中之氣因虛而下陷於心之分野。宜昇胃氣，以血藥治之。亡陰，謂脾胃水穀之陰亡也。痰積痞膈，胸中窄塞，宜消導之，謂之實痞。濕土虛痞有二，大便秘，能食者，厚朴、枳實主之；大便利者，芍藥、陳皮主之。

【治法】以瀉心湯，黄連爲君，瀉心下之土邪，厚朴降氣。

《三因》論狀：心下堅滿痞急，痛如刺，不得俯仰，其胸前皮皆痛，短氣，咳唾引痛，咽塞不利，習習如癢，喉中乾燥，嘔吐煩悶，自汗時出，痛引徹背。外有心熱而痞之，痞則滿硬。結胸則痛，屬胸痹。

大消痞丸　治濕土痞、虛氣痞。

連炒　芩三錢　薑黄一錢　白术　半夏各一兩　甘草炙，一錢　縮砂一錢　枳實炒　生薑五錢　陳皮二錢　麯炒，一錢　朴三錢　澤瀉一錢五分　猪苓一錢五分

丸梧子大，白湯送下。

木香，有憂氣結中脘，心下痞滿，肚皮底微痛加之，否則不用。

利膈丸　除痰利膈。

芩生一兩，炒一兩　連　星　夏各五錢　枳殻　陳皮各三錢　术二錢　白礬五分　澤瀉五錢　麯炒

瓜蔞丸　治胸痞，或脅下逆搶心。

瓜蔞子　枳實　陳皮

取瓜蔞皮、穰末，熬丸。

胸痞切痛，加梔子燒存性、附子炮各二兩。

三十三　腫脹

【脈】遲而滑者，脹。盛而緊曰脹，陽中有陰也，故下之。趺陽緊而浮，緊爲痛而堅滿，浮爲虚則腸鳴。弦而遲者，必心下堅。又肝木克脾，土鬱結涎，閉於臟氣，腑氣不舒，胸則脹閉。脈浮而數，浮則虚，實則數。脈浮，風水、皮水皆浮。虚緊澀者脹，憂思結連，脾肺氣凝，大腸與胃不平而脹。脈，石水、黄汗皆沉。脈浮而滑，名風水。浮而遲，浮熱遲濕，濕熱相搏，石水必矣。弦而緊，弦則衛氣不行，水走腸

間。水滿腹大如鼓，脈實者生，虚者死；洪大者生，微者死。腹脹便血，脈大時絶極，脈小疾者并死。中惡，腹大，四肢滿，脈大而緩者生，緊大而浮者死，緊細而微者亦生。

【因證】蓋腫脹之因，其始則一，其變則二，皆脾胃之土生焉。

水腫之因，蓋脾虚不能制水，腎爲胃關，不利則水漬妄行，滲透經絡。其始起也，目窠上微腫，頸脈動，咳，陰股寒，足脛脹乃大，其水已成矣。按其腹，隨手而起，如裹水之狀。短氣不得卧者，爲心水。小腹急滿，爲小腸水。大便鴨溏，爲肺水。乍虚乍實，爲大腸水。兩脅痛，爲肝水。口苦咽乾，爲膽水。四肢重，爲脾水。小便澀，爲胃水。腰痛足冷，爲腎水。腹急肢瘦，爲膀胱水。然此十水，謂之正水，審脈證分經絡而治之。

風水，脈浮惡風，歸肝。皮水，脈亦浮，不惡風，喘渴，按没指，歸肺。石水，脈沉，不惡風，歸腎。黄汗，脈沉遲，發熱而多寒，歸脾。

【治法】腰以上腫宜汗，腰以下腫宜利小便。主治，使補脾，氣實則能健運，以參、术是也，佐以黄芩、麥冬制肝木。腹脹加厚朴，氣不運加沉、木香，使以通利，是必痊矣。開鬼門，潔净府，正此謂也。

外有濕腫，用加附子，脈沉細是也。又有腫痛，爲中寒也，加炮附是也。

脹滿，皆脾土轉輸失職，胃雖受穀，不能運化精微，聚而不散，隧道壅塞，清濁相混，濕鬱於熱，熱又生濕，遂成脹滿。

又寒濕抑遏，遏於脾土之中，積而不散而脹，即《經》云臟寒生滿病是也。

又五積痰飲聚而不散，或宿食不化，皆成脹滿。

煩心短氣，卧不安，爲心脹。虚喘咳滿，爲肺脹。脅痛引小腹，爲肝脹。善噦，四肢脱，體重不勝衣，卧不安，爲髀〔一〕脹。引背央央然，腰髀痛，爲腎脹。腹滿，胃脘痛妨食，聞焦臭，大便難，爲胃脹。腸鳴痛，冬寒飧泄，爲大腸脹。小腹䐜滿，引腰而痛，爲小腸脹。小腹氣滿而氣癃，爲膀胱脹。氣滿於膚硜硜然，爲三焦脹。脅痛脹，口苦，善太息，爲膽脹。

寒氣客於皮中，鼟鼟然不堅，腹身大色不變，按不起，爲膚脹。腹脹身皆大，色

〔一〕「髀」：周氏本作「脾」。

蒼黄，腹筋起者，爲鼓脹。寒氣客於腸外，與衛相摶，氣不得營，因有所繫，癖而内着，其大也，如鷄子，至其成，如懷胎，按之則堅，推之則移，月事不以時下，名腸覃。寒氣結於子門，閉塞不通，惡血當瀉而不瀉，血留止，日以益大如胎，月事不時，此生於胞中，爲石瘕。此二者，皆生於女子，可道而下。

【治】虚則宜補脾以養肺，流濕以散氣，治以參、术，佐以平胃、茯苓。熱加芩、連，血虚四物，死血桃仁。風寒外邪，自表入裏，寒變爲熱，而胃實滿，宜大承氣下之。痰積宿食，宜以消導，或大黄丸下之，《經》云去菀陳莝是也。

前者之外，有胃寒腸熱，腹脹而且泄，胃寒則氣收不行爲脹，腸熱則水穀不聚而泄。

連　木香　大黄　朴　苓　青皮　茱萸

又有胃熱腸寒，故痛而且脹。胃熱則善飢消穀，腸寒則血凝脈急，故痛而且脹。又有頸腫、膺腫、胸脹，皆氣不順，有餘於上。又有身腫而冷，胸塞不能食，病在骨節，汗之安。

忌：面上黑點，肺敗；掌中無紋，心敗；臍突，脾敗；脚根腫，肝敗；腹滿青筋，腎敗。

營衛俱絶，浮腫者死。脣腫齒焦者死。卒痛，面蒼黑者死。臍腫反出者死。陰囊莖俱腫者死。脈絶口張腫者死。足趺腫勝如斗者死。

變水湯 治腫脹。

术　苓　瀉各二兩　郁李仁二錢

煎入薑汁，調以芪、术，爲建中之類。

楮實丸 治脹。

木香散 治腫。

木香　大戟　白牽牛各一兩

右爲末，三錢，猪腎子一雙，批作片子，糝末在内，煨熟，空心服。更涂甘遂末於肚上，少飲甘草水。

十棗丸 治腫脹。

五皮散 治腫皮水。

大腹皮　桑白皮　茯苓皮　生薑皮　陳皮　木香

消腫丸　滑石　朮　木通　牽牛　苓　夏　陳皮　木香　丁香　瞿麥

酒糊丸，麥門冬湯下。

中滿分消丸　治熱脹、鼓脹、氣脹。

芩刮黃皮，一兩　連炒，一兩　薑黃　朮　參　猪苓　甘草各一兩　苓　縮砂　陳皮各三錢　枳實　半夏各五錢　朴一兩

廣茂潰堅湯　治脹，有積塊如石，上喘浮腫。

朴　草豆蔻　歸尾　芩　益智各五錢　甘草　連　莪朮　柴　麯　瀉各三錢　吴茱萸　青皮　陳皮二錢　半夏七錢　桃仁　蘇木　木香　紅花一錢

海金砂丸　治腫。

牽牛生半兩，灼半兩　甘遂半兩　金砂三錢　朮一兩

煎服。

木香塌氣丸　治脹。

胡椒　草蔻麵裹煨　木香三錢　蝎梢三錢五分，去毒

大補中氣行濕散氣湯

秘傳十水丸 後用尊重丸退餘水。水狗貴用乎出絲。

炒甜葶藶 瀉 巴豆去殼，出油 酢煮大戟 芫花酢炒 甘遂酢炒 桑白皮 漢椒 茯苓 雄黄

每三錢，用水狗先左一邊末，入五更水下，以肉壓之，免惡心。

車水葫蘆丸 止用一掃光爲貴。

木香 丁香各三錢 香黑白二錢 牽牛 枳殼 烏藥 芷 歸

茶丸。

尊重丸 治蠱脹，腹大水腫，氣逆喘乏，小便澀，大便閉，虚危，甚效。

沉香 丁香 參 檳榔 木香 青陳皮 枳實 白牽牛 木通 車前 苦葶藶 赤茯苓四錢 胡椒 海金沙 白豆蔻 蝎尾 滑石二錢五分 蘿蔔子炒，六錢 白丁香一錢 郁李仁去皮，一兩五錢

薑汁糊丸，薑湯下。

氣分，與胸痹、中滿皆相類，中滿爲氣虚，胸痹爲氣實。氣分挾痰飲，病爲涎飲所隔。營衛不利，腹滿脅鳴相逐；氣轉膀胱，營衛俱勞。陽氣不通則身冷，陰氣不通

則骨疼；陽前通則惡寒，陰前通則痹不仁；陰陽相得，其氣乃行，大氣一轉，其氣乃散；實則失氣，虚則遺溺，名曰氣分。寸口遲而澀，遲則氣不足，澀則血不足，氣寒涎結，水飲所作。

婦人經水前斷後病，名曰血分；先病水，後經斷，名曰水分。

類別相似：濕腫類多，自正水之餘，有風水、皮水、石水、黄汗等。入水門，如脾氣横泄，脚氣，皮滿膚脹，腸覃石瘕，氣分血分皆相似也。

類分：膜脹，有胃中風、脾中寒、中濕、心痹、肝虚、脾傷、脾熱、飲聚、女疸。小腹脹，有腎熱、三焦虚寒、腸癰、女勞疸。面腫，肺中風、腎中風、胃寒、肺水。

有論胕腫七證：有肺氣隔於膜外，運行不得，遍身浮腫，脈浮，治宜調肺通氣；有男臟虚，女血虚，傷於冷毒之物成積，礙氣道不通，腹急氣喘，亦有四肢不腫，只肚鼓脹，脈弦，治宜化積；有脾寒久年不愈，傳爲浮腫，且云内有伏熱，因而瀉利，及其熱乘虚入脾，至胸腹急脹，脈數，治宜解熱；有脾主肌肉，肉如泥，按之不起，土濕病也，脈沉，治宜燥脾；有脾虚不能制腎水，脾濕如泥，脈沉遲，治宜緩脾元，利水道；有傷風濕而腫，或傷冷濕而腫，氣血凝澀，脈浮緩，治宜發散風濕也；有久病氣虚面浮，手足虚氣妄行者，婦人産後，或經事後，有此一證，是氣虚也，脈虚弱，治在調氣補血。

結陽者，腫四肢。夫熱勝則腫，四肢爲諸陽之本，陽結於内，不得行於陰，熱邪則菀於四肢，大便閉澀，是熱也，非水也。宜服犀角、玄參、連翹、升麻、麥門冬、木通、芒硝。

有脅支滿，或腹滿痛，或胸脹，亦有經氣聚而不行。如脅支滿，少陽經氣不行也，餘皆仿此。

有頭腫、膺腫、胸脹，皆氣不順，有餘於上。有身腫而冷，胸塞不能食，病在骨節，汗之安。

三十四　嘔吐噦

【脈】形狀如新卧起。脈弱而嘔，小便復利，身有微熱，見厥者死。趺陽脈浮，胃氣虚，嘔而不食，恐怖死，寬緩生。寒氣在上，陰氣在下，二氣并争，但出不入。夫嘔家有癰膿者，不可治，膿盡自愈。先嘔却渴，此爲欲解；先渴却嘔，爲水停心下，屬飲。嘔本渴，今反不渴，故有支飲。嘔多，雖有陽明證，不可下，蓋邪氣不在胃口。脈數反吐，汗令陽微，膈氣空虚，數爲客熱，不能消穀，胃中虚冷，故吐也。陽緊陰數，食已則吐，陽浮而數亦然。或浮大，皆陽偏盛，陰不能配之也，爲格，主吐逆，無陰故嘔。寸口脈緊而芤，緊爲寒，芤爲虚，虚寒相摶，脈爲陰結而遲，其人則噎。關上脈數則吐。脈弦者，虚也，胃氣無餘，朝食暮吐，變爲胃反。寸緊尺濇，胸滿不能食而吐，吐止者爲下之，未止者爲胃反也。趺陽脈微而濇，微則下利，濇則吐逆，穀不得入。或浮而濇，浮則虚，虚傷脾，脾傷則不磨，朝食暮吐，名胃反。寸口脈微而數，微則血虚，血虚則胸中寒。脈緊而濇者，難治；嘔吐思水者，易解。關上脈浮大，風在胃中，心中淡淡，食欲嘔。關上脈微浮，積熱在胃中，嘔吐蛔蟲。關上脈緊而滑者，蛔動。脈緊而滑者，吐逆。脈小弱而濇，胃反。

【證】嘔吐噦，各有所辨。吐屬太陽，有物無聲，乃血病也。有食入則吐、食已即吐、食久則吐之别。嘔屬陽明，有物有聲，氣血俱病。噦屬少陽，無物有聲，乃氣病也。

【治】因胃口有熱，膈上有痰，故嘔吐。亦有寒氣客於腸胃，厥逆上出，故痛而嘔。因胃中虚，膈上熱，故噦。亦有痰水滿塞而噦。因胃氣虚，陽火上衝，故呃逆。亦有痰熱在胃中，氣不降而呃。

李論：寒客胃中，物盛上溢，故嘔。清厥，甚則痹，食而吐。寒氣與新穀氣俱還於胃中，新故相亂，真邪相攻，故噦。三者雖殊，皆因脾胃虚弱，亦因寒氣客胃，加之飲食所傷而致，宜以丁、藿二香，半夏、茯苓、陳皮、生薑之類主之。又有痰飲者，必下之。又論：皆氣衝之火逆，胃之脈反上而作，治宜降火。呃者，氣逆也，陰火炎上也。氣自臍下爲火，直衝上出於口而作聲也。又火結痰氣而上昇，衝出於口也，治宜降火行氣導痰而自安。

劉論：吐有三：氣、積、寒也。上焦吐者，皆從於氣。氣者，天之陽也。脈浮而洪，其證食已暴吐，渴欲飲水，大便燥結，氣上衝胸而發痛，治宜降氣和中；中焦吐者，皆從於積，食與氣相假，爲積而痛，脈浮而匿，其證或先吐而後痛，或先痛而後吐，治法以毒藥行其積，木香、檳榔去其積。下焦吐者，從於寒也，脈沉遲，其證朝食暮吐，暮食朝吐，小便清利，大便不通。治法，毒藥通其閉塞，温其寒氣也。

《三因》論：有寒嘔、熱嘔、痰嘔、食嘔、血嘔、氣嘔。寒，因胃寒傷食，四肢厥冷，脈弱，宜四逆湯；熱，食入即出，煩躁脈數，柴胡湯；痰，昔肥今瘦，腸間有聲，食與飲并出，宜半夏人參主之；食嘔，因胃虚，寒氣在上，憂氣在下，朝食暮出，不消，養胃湯主之；血因瘀蓄，冷血聚於胃口，因憂怒氣攻，血隨食出，宜茯苓湯主之；氣，胃者陽明，合榮於足，今隨氣上逆，心膈脹，嘔却快，宜茱參湯主之。

方論：呃逆，切忌熱藥丁香類，病皆胃虚，陰火所乘，宜參术大補之類。如痰實者，察其病因，形氣俱實，以人參蘆吐之。有傷寒差後嘔者，當去餘熱。有酒家嘔，解酒治之。有脚弱脾疼而嘔者，此脚氣内攻，依脚氣門治。有中毒而嘔者，解毒治之。有懷孕惡阻者，依惡阻治之。有心中風、心中寒、肝中風、中濕、脾痹，有漏氣，有走哺。女人患嘔吐，甚者死，其陰在上故也。

論：皆屬於火。嘔而心下痞，半夏瀉心湯。乾嘔而利者，黄芩半夏湯。嘔吐，穀不得入，小半夏湯。嘔吐，病在膈上，猪苓湯。食已即吐者，大黄甘草湯。胃反，吐而渴，茯苓澤瀉湯。似嘔不嘔，如噦不噦，無奈，薑汁半夏湯。噦逆上氣者，陳皮竹茹湯，陳皮、參、草、竹茹。

桔梗湯　治上焦氣熱所衝，食已暴吐，脈浮而洪。已下出劉。

桔梗　术各一兩五錢　半夏　麯二兩　陳皮　枳實炒　苓　朴製，一兩

水煎，下木香、檳榔末各一兩，如大腑燥結，加承氣湯。

荆黄湯　治前證熱氣甚者。

荆芥穗一兩　參五錢　大黄三錢　甘草二錢五分

調下木香、檳榔末各二錢。

清鎮丸　治前證頭痛，有汗，脈弦。

柴胡二兩　苓七錢五分　半夏　甘草各五錢　青黛二錢五分　參五分

右薑汁浸，炊餅丸梧子大，食後，薑湯下。

紫沉丸　治中焦吐，食積與寒氣相假，故吐而痛。

半夏　麯　烏梅去核　代赭石　縮砂各三錢　杏去皮尖　沉香　木香各一錢　陳皮半兩　檳榔　丁香各三錢　白豆蔻五分　术一錢　巴霜五分，另入

右酢糊丸米大，薑湯下五十丸。

木香白术散 治前證腹中痛，是脾實繫〔一〕强，宜和之。

木香八兩 术半兩 半夏 麯一兩 檳榔二錢五分 苓半兩 草四錢

右濃煎，芍藥薑湯下二錢。有積而痛，手不可按。無積者宜之。

附子丸 治下焦朝食暮吐，暮食早吐，大便不通。

附子炮，五錢 巴豆霜一錢 砒五分，另研

右黄蠟丸如梧子大，每二丸，冷水下，利爲度。更服紫沉丸，不令再閉。

安胃散李先生 治嘔吐噦，以胃寒所致。

丁香五分 茱萸 草蔻 參各一錢 炙甘草五分 芪一錢 柴胡五分 升麻七分 柏三錢 陳皮五分 歸一錢五分 蒼术一錢

半夏、茯苓、陳皮，此三味，治嘔吐痰涎，痰飲爲患加之，寒則否。

煎，稍熱服。

〔一〕「繫」，《丹溪手鏡》作「擊」。

秘方 治痰嘔吐。

二陳湯 山梔炒 連薑汁炒 香附 虚加蒼术

呃逆因寒則可用。

丁香 柹蒂各一錢 竹茹

煎，熱服。

有惡心，吐蟲數條後，乃頻作，服殺蟲藥，則吐蟲愈多，六脈皆細，非蟲脈也，乃臟寒而不安矣。

有嘔，飲食皆不得進，治嘔愈嘔，此胃風也。

論吐有三證：

冷吐，先覺咽酸，嘔然後吐食，脈小滑者是。王叔和云：關胃寒，不下食。傷寒汗下過多，胃中虚冷，食久反吐，亦屬於寒。胃熱而吐者，聞穀氣則嘔，藥下則吐；或傷寒未解，胸中有熱，關脈洪，宜凉之。胸中有宿食，或痰飲，或停水，關沉而伏者，宜吐之。

《三因》論：嘔吐出於胃，故有寒、熱、食、痰、血、氣，同右條。

論嘔逆，則咳逆也。大率胃實則噫，胃虛則噦，此因胃中虛，膈上熱也。故噦至八九聲相連，收氣不回驚人者。若傷寒久病，得此甚惡，《内經》所謂壞府是也。亦有噦而心下堅痞、眩悸者，以膈間有痰水，非虛危比也。痰，半夏湯主之。噦，虛，橘皮竹茹湯主之。

論漏氣：病者身背皆熱，肘臂牽痛，其氣不續，膈間厭悶，食則先吐而後下，名曰漏氣。此由上焦傷風，開其腠理，經氣失道，邪氣内着，麥門冬湯主之。

麥門冬　生蘆根　竹茹　參　苓　术　草　陳皮　葳蕤

薑亦可。

論走哺：病者上焦實熱，大小便不通，氣逆不續，嘔逆不禁，名曰走哺，人參湯主之。

前方加芩、知母、石膏、梔，去竹茹、麥冬。

三十五　噎膈

【脈】澀小，血不足；大而弱，氣不足。

【因】血虚，血，陰血也，主静，内外兩静，火則不能生焉。臟腑之火起；氣虚，氣，肺金生水制火則不起。臟腑之火熾。而或因金水二氣不養，或陰血不生，腸胃津涸，傳化失宜；或因痰膈，妨礙昇降，氣不交通，皆食入復出，謂之膈噎。即翻胃也，噎病也。

大概因血液俱耗，胃脘亦槁，在上近咽之下，水飲可行，食物難入，間或可食，入亦不多，名之曰噎。其槁在下，與胃爲近，食雖可入，難盡入胃，良久復出，名之曰膈，亦名翻胃。大便秘少如羊矢。名雖不同，而病本一也。

張論：三陽結，謂之膈。三陽，大腸、小腸、膀胱也。結者，結熱也。小腸結熱則血脈燥，大腸結熱則後不通，膀胱結熱則津液涸。三陽既結，則前後閉，則反而上行，此所以噎食不下，縱下而復出也。宜先潤養，因而治下。或涎痰上阻，用苦酸微微涌之。

【證】《三因》有五噎：氣噎者，心悸，上下不通，噫噦不徹，胸背痛；憂噎者，遇天陰寒，手足厥冷，不能自温；勞噎者，氣上膈，脅下支滿，胸中填塞，故背痛；思噎者，心怔悸，喜忘，目視䀮䀮；食噎者，食無多少，胸中苦塞痛，不得喘息。

五膈：憂膈者，胸中氣結，津液不通，飲食不下，羸瘦短氣；思膈者，中脘食滿，噫則酸心，飲食不消，大便不利；怒膈者，胸膈逆滿，噎塞不通，嘔則筋急，惡聞食臭；喜膈者，五心煩熱，口舌生瘡，四肢倦重，身常發熱，胸痛引背，食少；恐膈者，心腹脹滿，咳嗽氣逆，腹中苦冷，雷鳴繞痛，不能食。

【治法】宜以潤養津血，降火散結，萬藥萬全。

有人血耗，便如羊矢，病反胃半年，脈濇而不匀，不大便八九日。先以甘蔗汁煎六君子湯，加附子、大黄與之，伺便潤，令以牛乳服之。

方

四物湯加陳皮去白　紅花酒浸　驢尿防其成蟲

秘方　治膈噎。

童便　牛羊乳　韭汁　竹瀝　甘蔗汁解酒毒

氣虚加四君，血虚加四物。

胡荽丹　治反胃氣。

烏鷄一隻，令净，胡荽子入鷄縫之，煮熟食之，漸盡。不得，再一隻鷄，妙也。

三十六　瘡瘍

【脈】沉實，發熱煩躁，外無焮火赤痛，其邪深在内，故先疏通以絶其源。脈浮大數，焮腫在外，當先托裹，恐邪入於内。脈不沉不浮，内外證無，知其在經，當和營衛。

浮者太陽，長者陽明，弦者少陽。浮者在表，宜行經；沉者在裏，宜疏利臟腑。緩者身重，除濕，緩者濕勝故重。脈大，心躁乍熱，大者，心肺有熱。脈弦，眩運，有風，肝脈。濇者，氣滯乏津，瀉氣補血。濇者血虚。脈弦細，便溺多，溺寒水。脈細，爲膀胱之寒水。

【因】火之屬。

濕熱相摶，肌肉敗壞而爲膿。營氣不從，逆於肉裏，乃生癰腫。營氣，運氣也，逆而不行，其源在經。濕氣外傷，害人皮肉，皆營氣之不行也。其源在外，盛則內行。膏粱之變，足生大丁，皆營氣逆行，凝於經絡。其源在裏，發於表也。

【證】瘡瘍諸證，皆營氣盛，偏助火邪而作，隨虛而出於經絡也。

如太陽經虛，從背而出。少陽虛，從鬢而出。陽明虛，從髭而出。督脈虛，從腦而出。微熱則癢，熱甚則痛。血虛則痛甚，熱甚則腫甚。

【治法】外者，宜以辛凉發散之，通聖、凉膈、解毒是也；內者，宜以苦寒下之，三黄湯、玉燭散是也；中者，宜以調經、凉血等是也。

腫瘍，宜解毒，下之是也。潰瘍，宜托裏，補之是也。如温經，加通經之藥妙矣。夫邪氣內蓄腫熱，宜砭射之也。氣勝血聚者，宜石而泄之。如腫瘍年壯，謂伏熱在心，可降其火。如潰瘍年老，發嘔不食，謂虛，大補。病瘡，腰脊瘈瘲者死。

内疏黄連湯〔一〕　治嘔啘啘，發熱，脈沉而實，腫硬色不變、根深，臟腑秘澀。

連　芎　歸　木香　檳榔　芩　梔　薄荷　甘草　桔各一兩　連翹二兩　大黄便秘加之、行經　芩　連　連翹　人參　木香　檳榔　柏　澤瀉

在腰以上至頭者，枳殼疏利臟腑，用前藥中加大黄，痛者當歸、黄芪止之。

傷煎散　治腫焮於外，根盤不深。脈浮，邪氣盛則必侵於内，宜熱之。

地骨皮　芪　芎　芩　术　苓　參　歸　桂　草　防己各一兩　防風二兩

右以蒼术一升，水五升，煎至半，去渣，入藥煎服。便秘加大黄，熱加黄連。

黄連消毒湯　治一切瘡疽背腦。

連一錢　芩　柏　地黄　知母各四錢　羌活　獨活　防風　藁本　歸尾　桔梗　連翹各四錢　芪　參　草各三錢　蘇木二錢　防己五錢　澤瀉二錢

遠志酒　**忍冬酒**　不問腫潰，皆有奏捷之功，然二酒有補性，歸心歸血之效。

金銀花湯　治痛，色變紫黑者，回瘡。

〔一〕本方中「芩」「連」「連翹」「木香」「檳榔」皆重出，周氏本同，疑衍。

金銀花并枝　甘草各二兩　芪四兩

酒一升，閉口，重湯煮、酒煮皆可。

乳香散　治痛，瘡口大。

寒水石煅　滑石各一兩　乳香　没藥各五錢　腦子少許

末，糁口上。

雄黄散　治惡肉不去。

雄黄一錢　巴豆一個，去皮尖　乳香　没藥少許，另研細

和匀，敷肉上。

木香散　治久不收口。

木香　檳　歸各一錢　連二錢

爲末，糁之。

出剩骨：血竭罨之，骨自出。

治漏瘡剩骨：

青橘葉　地錦草

右二件，杵成膏，先净瘡口，用杜牛膝根内入瘡中，以膏敷之，縛定。

一上散 治瘡，疥癬。

雄黄另 硫黄另。各五錢 斑蝥三個，去翅足，另 黑狗脊另 寒水石 蛇床子炒。各五錢

右細末，同匀，油調搽上，加法隨病。

金絲，其狀如繩綫，巨細不一，上下行至心即死。可於瘡頭上截經刺之，出血後嚼萍草根，塗之立安。

治疔瘡：劉先生方。

烏頭尖 附子底 蝎梢 雄黄各一錢 蜈蚣一兩 硇砂 粉霜 輕粉 麝 乳香各五分 信二錢五分

右末，先破瘡口出血，亟以草杖頭，用紙帶於内，以深爲妙。

疔瘡毒氣入腹，昏悶不食。

紫花地丁 蟬蜕 貫衆各半兩 丁香 乳香

温酒下二錢。

治疔瘡：李先生方。

歸尾　没藥　白芨　乳香　杏仁　黄丹　蓖麻　粉霜　巴豆　木鱉子　芝麻油　桃柳枝

右煎如法，白菊花紫莖者，汁服，渣敷之。茜草根葉亦可。

疔瘡先癢後痛，先寒後熱，熱定則寒，四肢沉重，頭痛心驚，眼花，嘔逆，則難治。

貼杖瘡：虎骨　柏　連　芩　苦參

以五味煎，入油紙煎，又數沸，次以紙貼上。

惡瘡：霜後凋焦葉乾末敷，香油調油紙掩，先用忍冬藤、葱、椒、金絲草洗，松上白蟻泥、黄丹炒黑，香油調敷，外用油紙夾上，日换。後用龍骨末藥於口上收肉，黄丹入香油煎，入朴硝抹瘡上。

口瘡神方：焰硝　硼砂

含，口不開，以南星於涌泉酢敷之。

飲酒入口糜：導赤散、五苓散。

風寒遏絶，陽氣不伸，聲不出：半夏製，一兩　烏頭　桂各一錢　煎服。

赤口瘡：白礬飛　没藥　乳香　銅緑　末糁。

白口瘡：雄黄　没藥各一錢　輕粉五分　巴豆　末糁。

脣緊燥裂生瘡，用青皮燒灰，猪脂調敷。夜卧，頭垢亦可。

口痛瘡：五味子一兩　柏蜜炙　滑各五錢

銅緑加糁，白薔薇汁漱之，良。

有口瘡不下食，衆以狐惑治之，必死。未若以礬湯，於脚上浸半日，頓寬。以黄柏蜜炙，僵蠶灼末敷，立下乳而安。

一方神效

西瓜外皮燒灰，柏、連、朱砂、孩兒茶、硼砂爲末，水調抹，效。

手痴瘡：皂角、枯礬、輕粉、連、柏。

沙瘡：栅地藤燒灰。

足上毒瘡：密陀僧、黄連敷之。

又法　旱蓮草鹽敲、桑白皮打細作餅，蓋，乾易之。杜牛膝、無名異、金星草俱可。

治脚：五倍子研。牛脚同髓調厚朴。

治陰瘡：臘茶、五倍子等分、膩粉少許，敷。孩兒茶妙。

又方　降真香，磨水抹，效。

三十七　癰疽附癭、瘤

【脈】數，身無熱，内有癰也。脈數必當發熱，而反惡寒，若有痛處，當發其癰。脈數而虛，咳唾涎沫，爲肺痿；脈數而實或滑，咳則胸中隱痛，爲肺癰。脈緊而數，膿爲未成。緊去但數，膿爲已成。脈滑而數，小腹堅滿，小便或澀，或汗或寒，爲腸癰。設脈遲緊，聚爲瘀血，下血則愈。設脈洪數，膿爲已成。腸癰，脈滑爲實，數爲熱。衛數下降，營滑上昇，營衛相干，血爲敗濁，皆濕熱之所爲也。

死之地分伏兔、腓腨、背、臟俞、項上、腦、鬚、鬢、頤。

【因】火之毒、氣結之毒，從虛而出也，薄處先穿之義，師全用補。蓋厚味之火，氣鬱之結，壅滯經絡，或引痰飲，血爲之滯，氣爲之亂，積久從虚而出其經也。夫陰滯於陽則癰，陽滯於陰則疽，氣得瘀而鬱，津液稠粘，爲痰爲飲，而久滲入肺，血爲之濁，此陰滯於陽也。血得邪而鬱，隧道阻隔，積久結痰，滲出脈外，氣爲之亂，此陽滯於陰也。

肺痿，熱在上焦。肺癰，乃風傷於衛，熱過於營，血爲凝滯，蓄結成癰。囊癰，乃濕熱下注也。有作膿者，此濁氣順下，將流入滲道，因陰氣虧，水道不利而然，膿盡乃安。骨疽，因厚味及酒後涉水得寒，故熱邪深入髀樞穴左右，積痰老血相搏而成也。内疽，因飲食之火、七情之火，相鬱而發，在腔子而向裏，非於腸胃肓膜也。以其視之不見，故名之曰内。

【證】肺痿病，多涎唾，小便反難而數，大便如豚腦，欲咳不咳，咳出乾沫，唾中出血，上氣喘滿，或燥而渴者，寸口脈數而虚，按之澀。

肺癰病，咳逆上氣，濁吐出如粥，膿血，胸中隱痛。又咳膿血，口燥，或喘滿不渴，唾沫腥臭，時時振寒，寸口脈數而實，按之滑。

腸癰病，小腹重，强按則痛，堅滿如腫，小便數，似淋或澀，或自汗，復惡寒。

又身甲錯，腹皮急，按之濡，如腫狀，腹如聚積，按之痛如淋，小便自調，甚則腹脹大，轉側聞水聲，或繞臍生瘡，或膿從臍出。

背癰，脈數，身無熱而反惡寒，若有背痛處，發其癰。

附骨疽，與白虎飛屍、歷節皆相似。歷節走注不定；白虎飛屍痛淺，按之便減，亦能作膿；附骨疽着骨而生，痛深，按之無益。

【治】法宜補氣血，瀉火散氣，初覺可清熱拔毒，已潰則拔毒補氣，用分經絡氣血多少，可補可驅毒。如少陽分，少血多氣，宜補。

千金内托散 内托之名，使氣充實，則膿如推出也。

羌活 獨活 藁本各一錢五分 防風身、梢 歸梢各五分 身〔一〕四錢 翹三錢 芩酒炒 芪 參 甘草各一錢半。生用五分 陳皮 蘇木 五味各五分 柏酒炒 知母酒炒 生地酒製 連酒製。各一錢五分 漢防己酒製 桔梗各五分 梔 猪苓去皮 麥冬去心。各二錢 大黄酒製，三錢

〔一〕「身」：其上疑脱「歸」字。

作二服煎。

驗方 有婦人年七十，性好酒，形實性急，腦生疽，脈緊急，切之濇。

錦紋大黄酒炒 人參酒熟

每一錢，薑汁煎服。

驗方 有人年五十，形實色黑，背生紅腫，近骨下痛甚，脈浮數而洪緊，食亦大嘔，時冬月。

麻黄 桂枝冬月用之 生附脈緊用之 柏酒炒 瓜蔞 甘草節 羌活 青皮 半夏 參 芪

薑煎。

驗方 治初生一切瘡癤癰疽發背，服之殊效，亦能下死血。

大黄 甘草 辰砂 血竭

酒下。

解毒丹 治一切發背、癰疽、金石毒。

紫背車螯大者，鹽泥固濟，煅紅出火毒，甘草膏丸，甘草湯下。惡物，用寒水石煅紅入瓮，沉井中，臘猪油調敷。

又方　以輕粉爲佐，又以燈草爲佐，散腫消毒，輕者可杖。

清凉膏　治發背。

歸　芷　木鱉肉　白芨　白蘞各一兩　乳香研　膩粉少許　白膠少許　丹五兩　麻黄十兩

右煎前六味，候紫色去之，入槐柳枝各七寸再煎，入丹，臨時入下。

三生散　治漫腫光色附骨癰，如神。

露蜂房　蟬蜕　頭髮各等分

燒灰存性，三錢，研細酒下。

曾用五灰膏敷一宿，待惡肉腐，以刀去之盡，以香油蘸在錦上，紐乾覆之，待好肉如岩合盡狀，方可以收口，用龍骨、白蘞、乳、没等藥敷之。

内疽，用四物湯加減服之。有人性急味厚，在脅下一點痛，每服熱燥之藥，脈輕則弦，重則芤，知其痛處有膿，因作内疽病治之。

甘草乾薑人參　治肺痿。

甘草四兩　乾薑二兩　參一兩　棗三個

煎服。

小青龍湯　治肺癰，先解表之邪也，此治腫瘍之法也。

葶藶大棗瀉肺湯　治癰疽，喘不得卧也。

葶藶炒黄，研，丸彈子大，水三升，入棗先煎二升，去棗入葶藶，煎至一升，頓服之。先進小青龍湯三服，後進此。

桔梗湯　治咳胸滿，唾如米粥，當吐膿血。

甘草　桔梗各一兩

葦葉湯　治咳有微熱，胸中甲錯，此治潰瘍之法也。

葦葉二升，切　薏苡仁　瓜瓣仁各半斤　桃仁五十個，去皮尖

煎服。

又方　瓜蔞連穰下煎。

薏苡附子敗醬散　治腸癰身甲錯，腹皮急如脹，本無積聚，身無熱，脈數者。

附炮　敗醬各二錢　薏苡仁十個

水煎。

大黄牡丹湯 治腸癰，小腹或偏在膀胱左右，大如掌，熱，小便自調，時自汗，脈遲緊，未成膿，可下之，膿成不可下。

大黄四兩　牡丹皮三兩　芒硝二兩　瓜子一個　桃仁五十個

水煎，頓服。

雲母膏 有如腹痛，百分不治，脈滑數，腹微急，脈當沉細，今脈滑數，以雲母膏下之。

雲母膏，丸梧子大，一百丸，阿膠烊入，酒下之，下膿血爲度，可止。

青皮當歸湯 治便癰。李先生方。

青皮　防風　歸　草梢

空心，煎服。

桃仁承氣湯 治便癰。張先生方。

驗便毒方 葫蘆巴末服。川楝灰亦好。

附骨疽方 青皮　柏　桂枝冬加　芩夏加　牛膝虚加　甘草　薑汁　麻黄發不動加

又防風通聖去硝、黄，入生犀角、浮萍末，治骨疽。

癭

癭狀多着肩背。如堅硬不可移，名石癭；皮色不變，名肉癭；如筋脈露結，名筋癭；赤脈交錯，名血癭；隨憂愁消長，名氣癭。

瘤

瘤狀隨氣凝結。有骨、筋、肉、膿血之瘤。

三十八　乳癰

【證】乳房爲陽明所經，乳頭爲厥陰所屬。

【因】厚味濕熱之痰，停蓄膈間，與滯乳相摶而成。滯乳，因兒口氣吹噓而成。有怒氣激其滯乳而成。凡病皆陽明經也，淺者爲癰，深者爲岩，不治。

【治】宜疏厥陰之滯，清陽明之熱，行汙血，散腫結。

方

煅石膏清陽明　橘皮　瓜蔞子消腫　甘草節行血　蜂房　台芎　香附二味鬱氣加青皮疏厥陰　葛根之

酒、薑汁飲。

又方

大黄　天花粉　當歸一兩　甘草節已下一錢五分　瓜蔞子　穿山甲陳壁土炒

酒丸服。

三十九　瘰

【因】大抵食味之過，鬱氣之積，曰毒，曰風，曰熱，皆此三端，變化引換。須分虛實，實者易治，虛者可慮。夫初發於少陽一經，不守禁戒，延及陽明。蓋膽經至主決斷，有相火，而且氣多血少。

神效方　牡蠣粉五錢，和鷄膽爲膏，貼之。

又，用滑石一兩，肉桂五錢，調湯服之，好。

【證】外有蝦蟆瘰，無核但腫。瘰在陽明少陽經，結核按之走痛。癭或隱僻處。勞瘵結核，連數個在耳邊，或聚或散也。瘤等亦同。

【治】宜瀉火散結。虛則補元氣，實則瀉陰火。補則十全散，下則玉燭散、化堅湯。

升麻一錢　葛五分　漏蘆足陽明　牡丹皮三錢，去留血　歸　地黄生、熟各三錢　連翹一錢，生血脈　芪一錢，護皮毛　芍收散，三錢　桂散結，寒因熱用，三錢　柴八錢　黍粘消腫　羌活一錢　防風　獨活各五分，結散　昆布軟堅　三棱削堅　廣术　參　朴腹脹加　連　陳皮　木香氣不順加　大黄便秘加

大黄湯　大黄煨　皂角　甘草炙

煎服，以麝香、瓜蔞仁敷之。

法：未破核者，用火針針其上，即用追毒膏點苧綫頭，內針孔中。

又　用杜牛膝搗敷，縛其上，一日一易。如膿將盡，又用生玄參、地榆、滑石、寒水石、大黄等末敷，縛其瘡。

又　用白屈菜、墨草，同縛其瘡，以寒水石、大黄、硝、龍骨、木香、檳榔末收口。後又用竹茹，亦能長肉，白膏藥收後。紅不退，用北蠮螉窠敷。如已潰久不收口，須用香附燈燒鐵烙，烙其腐處盡，後依前治之。

治耳接　耳邊項上生塊核是。方：五味子　香白芷

爲末，蜜調敷。

猳鼠糞，以黄泥爐煅。

去瘰癧毒：

皂角子五兩　大黑豆一斤　甘草一兩　冬青葉汁一斤

右煮汁乾爲度，常食，不過二料。

四十　發斑

【因治】屬表者，因風挾熱痰。通經微汗之，下之不可。屬裏者，因胃熱，助手少陰心火，入於手太陰肺也，故紅點如斑，生於皮毛之間耳。白虎、瀉心、調胃承氣，從長而用之。

四十一　丹疹

【因】熱與痰，血熱也。夫斑痘疹丹，皆惡毒血熱，蘊蓄於命門，遇相火，合起則發也。

外有赤游風、天蛇瘼、丹疹、癮斑，其狀不同，因則一也。

【治】張歸之少陽相火。如遇熱之時，以通經辛凉解之。如在寒之時，以葛根、升麻辛温解之。如遇瘡癧黑陷、腹内喘滿者，熱而氣虚也，急以白虎解之。熱加參，參主喘也，主之全，以凉膈調之。

消毒湯　升麻根　羌活　藁本　細辛　柴胡　葛根　芩酒炒　生地黄　連　柏　翹

紅花　歸　蘇木　白术　蒼术　陳皮　吴茱萸　防風　甘草

又方　紫草　紅花子　芍　胡荽　歸

附方　剪刀草汁調原蠶沙，敷之。

龍腦丸　治斑瘡倒靨。

猪心血，調腦子成膏，以紫茸湯化。無腦用辰砂。

四十二　金瘡附油火刀犬等傷

【脈】金瘡出血太多，脈沉細者生，浮數實大者死。

【治】**没藥散**　治刀箭傷，止血住痛。

定粉　風化灰各一兩　枯白礬三錢　乳香五分，另研　没藥一字，即二分半也。一銅錢有四字之故。另研

和匀糁之。

聖愈湯 治出血太多。

四物湯 參 芪

煎服。

金瘡刀傷見血方：

降真香末細貼之。石灰和人血作餅，旋乾貼之。煨大黄、石膏細研，桐油二分，水一分，拌抹上。又淹灰搽敷亦良。

救苦散 治熱油、刀斧傷、火傷、犬咬傷。

寒水石

油調涂上。

四十三　傾仆

【脈】傾仆，内有血，腹脹滿。脈堅强者生，小弱者死。

【證】瘀血爲病，或痰涎發於上。

【治】同中風證。惡血歸內，留於肝經，脅痛自汗，治宜破血行經。

張論：墜墮使生心恙，痰涎發於上也。治宜補之。

凡杖打、閃肭疼痛，皆血滯證，可下之，忍痛則傷血。

神應散 治瘀血大便不通。

大黃酒浸，一兩 桃仁 紅花二錢 歸三錢 瓜蔞根二錢 炮穿山甲二錢 柴胡引經 麝透

熱酒下。

紫金丹 治骨節折傷疼痛。

炮川烏 炮草烏各一兩 五靈五錢 木鱉子去殼 黑牽牛各五錢 威靈仙 金毛狗脊 骨碎補 沒藥 麝香 紅娘子各二錢五分 地龍 烏藥 青皮 陳皮 茴香各五分 防風 自然銅燒淬，四兩 禹餘糧淬，四兩

酢糊丸，梧子大，每十丸，酒下。

三聖散 吐之。治痰壅。

四十四　百藥中傷

【脈】浮澀而疾者生，微細者死。洪大而遲者亦生。

【治法】在上吐之。

解毒丸　治食毒物，救人於必死。

乾板藍根四兩　貫衆去土，一兩　青黛　甘草

蜜丸，青黛良。

秘傳方　續隨子　甘草　五味子

茶清下一二碗。

四十五　癲狂附癇

【脈】大堅疾者，癲病；脈大滑者，自已；脈小急實者，死；循衣縫者，死；虛而

弦急者，死。脈虚弦爲驚，脈沉數爲痰熱。

【因】痰、火、驚。血氣者，身之神也，神既衰乏，邪因而入。夫血氣俱虚，痰客中焦，妨礙不得運用，以致十二官各失其職，神聽言動，皆有虚妄，宜吐之而安。肺入火爲譫語，肺主諸氣，爲氣所鼓舞，火傳於肺，爲之循衣撮空，胃中大實熱，熏於心肺，亦能譫語，宜降火之藥。驚其神，血不得寧也。痰積鬱熱，隨動而迷亂，心神無主，有似邪鬼，可先吐之，後以安神丸主之，佐以平肝之藥，膽主驚故也。

【證】狂言、譫語、鄭聲辨。狂者，開目，與人語，語所未嘗見之事，爲狂也；譫語者，合目，自言日用常行之事，爲譫也；鄭聲者，身動無力，不相接續，造語出於喉中，爲鄭聲也。又蓄血證，則重複語之。

【治】痰者吐之，三聖散；火者下之，承氣湯；驚者平之，安神丸。

方　總治

連、辰砂二味降火，瓜蔞、星、半夏三味行痰，青黛、柴胡、川芎三味平肝。

桃仁承氣湯　治熱入血室，發狂。

犀角地黄湯 治瘀血狂妄，因汗不徹，吐衄不盡，瘀血在内，面黄唇白，便黑，脚弱，氣喘，甚則狂悶。

犀角一兩　生地八兩　芍三兩　丹皮　大黄二兩

脈大遲，腹不滿，爲無熱，减之。煎服。

洪長伏三脈，諸癇發狂：以《局方》妙香丸，以針透眼子，冷水浸服之。弦、細、緩三脈，諸癇，李和尚五生丸。

治癇方 黄丹、白礬等分，研細，用楊樹火煅過，麯丸。

又方

川芎二兩　防風一兩　猪牙皂角　鬱金各一兩　明礬一兩　黄赤脚蜈蚣各一條

細末，蒸餅丸梧子大，空心，茶清下十五丸。

四十六　驚悸

【脈】寸口脈動而弱，動爲驚，弱爲悸。趺陽脈微而浮，浮爲胃氣虚，微則不能食，此恐懼之脈，憂迫所作也。寸口脈緊，趺陽脈浮，胃氣則虚，是以悸。肝脈騖暴，有所驚駭。

【證】悸有三，驚悸、忪悸。痰飲閉於中脘，其證短氣自汗，四肢浮腫，飲食無味，心虚煩悶，坐卧不安。悸，心築然而動。

【治】因血虚，肝主血，無血養則不盛，故易驚。心神忤亂，氣與涎結，遂使驚悸。血虚治宜朱砂安神丸。

氣涎相結，宜温膽湯，在心膽經。

小兒驚搐，涎潮如死，乃母胎時受怖，爲腹中積熱，可墜其涎，鎮火清心等是也。

悸因失志，氣鬱涎聚，在心脾經，治宜定志丸。失志者，或事不如意，久思所愛。

少陰心悸，乃邪入於腎，水乘心，唯腎欺心，火懼水也。治在於水，以茯苓導其濕，四逆散調之。枳實、柴胡、芍藥、甘草是也。與驚悸不同名，亦謂之悸，故書以别之。

發搐痰飲爲證，脈必弦澀，皆用下之。

外有肝痹、心肺瘧、心虚寒，皆驚。

朱砂安神丸 治血虚驚悸。

朱砂一兩，另研 連一錢二分 歸五分 甘草五分 生地三錢

炊餅丸。

温膽湯 治心膽性易驚。

半夏 竹茹 枳實二兩 苓一兩五錢 陳皮三兩 甘草一兩

寒水石散 治因驚心氣不行，鬱而生痰，結爲飲。

寒水石煅 滑石水飛。各一兩 甘草一兩 龍腦少許

熱則水下，寒，薑下。

四十七 疝癩

【脈】寸口弦緊爲寒疝，弦則衛氣不行，衛氣不行則惡寒，緊則不欲食。寸口遲緩，遲則爲寒，緩爲氣之虚，虚寒相摶而痛。脈沉緊豁大者爲虚。脈滑爲疝。急爲

疝。搏爲疝。見於何部而知其何臟。

【因證】蓋全在肝經。因濕熱在經，抑遏至久，又感外寒，濕被鬱而作痛。或大勞則火起於筋，醉飽則火起於胃，房則火起於腎，大怒則火起於本經。火鬱之甚，濕熱便盛，濁液凝聚，并入血隧，流於肝經，爲寒所束，宜其痛甚。因痰飲積流入厥陰，聚結成核。因瘀結其本經。因虚而感，或内火外寒鬱之，肝經與衝、任、督所會，聚於陰器，傷於寒則陰縮入，傷於熱縱挺不收。屬木，性速急，火性暴而痛亦暴矣。

張論七疝

寒疝，因濕地雨水風冷處，使内過多，其狀囊結硬如石，陰莖不舉，或控睾丸而痛，宜以温劑下之，久而無子。

水疝，因醉過内，汗出遇風，濕之氣聚於囊中，其狀腎囊腫痛如水晶，或癢，搔出黄水，小腹或按之作水聲，陰汗，治宜逐水。

筋疝，因房勞及邪術所使，陰莖腫，或潰膿，或痛而裏急，筋速縮，或挺不收，或白物如精，或莖痛之極則癢，宜降火下之。

血疝，因使内，氣血流溢，滲入脬囊，留而不去，結成癰膿，多血，狀如黄瓜，在小腹兩旁横骨約中，俗云便癰，治宜和血。

氣疝，因號哭忿怒，氣鬱而脹，哭怒罷則散，其狀上連腎區，下及陰囊，宜以散氣藥下之。小兒有此，因父精怯，故不治。

狐疝，與氣疝大同小異，狀如仰瓦，卧則入小腹，行之則出入囊中，宜逐氣流經之劑下之。

㿗疝，因地卑濕，江淮間所生，其狀如升斗，不癢不痛，宜去濕之藥下之。女子陰户突出，雖相類，乃熱不禁固也。

《三因》有四㿗

腸㿗，因房室過度，元臟虚冷，腸邊膂系不收，墜入㿗中，上下無定，此難治也。

氣㿗，因七情臟氣下墜，陰㿗腫脹急痛，易治之。

水㿗，因濕氣得之，則腫脹其陰，易治也。

卵㿗，因勞役坐馬，致卵核腫脹，或偏有大小，上下無常，此難治也。

外有婦人陰門挺出，亦名㿗病。

丁香楝實丸已下出李。

歸酒製，去蘆　炮附　川楝　茴香以上各一兩

銼，好酒三升，同煮酒盡，焙乾作末，入下藥：

丁香　木香各五分　蝎十三個　玄胡索五錢

右同爲末，酒糊丸梧子大，每服三十丸至百丸，温酒下。

參术湯　治虚疝脈豁大者是。

參　术　梔　香附

倉卒散　治寒疝入腹卒痛，小腸膀胱氣絞，腹冷重如石，出白汗。

山梔四十九個，燒半過　生附子

酒煎二錢。

又一方，烏代附。

神應散　治諸疝心腹絞痛不忍。此方能散氣開結。

玄胡索　胡椒　或加茴香

酒煎二錢。

牡丹丸　治寒疝，心腹刺痛及血。

川烏炮，去皮尖　牡丹皮四兩　桃仁炒，去皮尖　桂各五兩　青皮一兩

蜜丸，酒下。

桃仁湯　治癩疝。

大桃仁如法　茱萸　桂枝　蒺藜　青皮　白茯苓　檳榔　木香　海藻　三棱　莪术任意加減

張用導水禹功、猪腎通經等散下之。

秘方　治諸疝。

枳實治痛　梔　茱萸　橘子　山楂去核積　桃仁瘀血加之　川烏劫痛同梔　桂枝不定必用　荔枝核濕則加之　青皮

守丸　治癩要藥，不痛。

蒼术　星　半夏　白芷散水　川芎　枳實　山楂

應痛丸　治敗精惡物不出，結成疝，痛不忍。

阿魏二兩，酢和蕎麥麵裹，火煨熟　檳榔大者二個，刮空，滴乳香滿盛，將刮下末，用蕎

麥拌作餅，慢火煨

右細末，入硇砂一錢，赤芍一兩，同爲末，麵糊搜和，丸如梧子大，鹽酒下。

雄黄散 治陰腫大如斗，核痛不治。

雄黄一兩　礬二兩　甘草五錢

煎洗。

又方　天蘿筋燒灰，治疝妙。

四十八　脚氣

【脈】浮弦者風，濡弱者濕，洪數者熱，遲澀者寒，微滑者虚，牢堅者實。結則因氣，緊則因怒，細則因悲。

入心則恍惚妄謬，嘔吐，食不入，眠不安，左寸脈乍大乍小者死。

入腎則腰脚俱腫，小便不通，呻吟，目額皆黑，衝胸而喘，左尺脈絶者死。

【因】濕之病，南方之人，自外而感；北方之人，自内而致。南方之人，當風取涼，醉房，久坐濕地，或履風濕毒氣，血氣虚弱，邪氣并行虚膝，邪氣盛，正氣少，故血氣澀，澀則脾虚，虚則弱，病發熱。四肢酸痛煩悶者，因暑月冷濕得之。四肢結持弱者，因寒月冷濕得之。北方之人，因湩酪醇酒之濕熱下注，積久而成腫滿瘀痛也，治宜下藥，泄越其邪。

【證治】因病脛腫，小腹不仁，頭痛煩心，痰壅吐逆，時寒熱，便溲不通，甚至攻心而勢迫，治之不可後也。此壅之痰，壅未成，當宜通之，調以黄柏、蒼术類。壅既成，當砭惡血，而後以藥治之。攻心脚氣，乃血虚而有濕熱也，治宜四物加柏。筋動轉而痛者，乃血受實熱也，治加桃仁、芩、連。有痰流注，加竹瀝、薑汁、南星是也。

李曰：濕淫所勝，治以苦温。以苦辛發之，透關節勝濕爲佐；以苦寒泄之，流濕清熱爲臣，故主當歸拈痛湯一方治之。

中脚膝論：自内，喜怒憂思，寒熱邪毒之氣，注於脚膝，狀類諸風，謂之脚氣也。自外，風寒暑濕，皆有不正之氣，中於脚膝，謂之脚氣也。實者利之，虚者益之，六淫隨六法以治之，七情隨六氣以散之。

《三因》論：乃風寒暑毒氣襲之也。風則脈浮，寒則脈緊，濕則脈細，表則脈浮，裏則脈沉。寒則痛，濕則重，暑則煩，風則行，隨其所中經絡而治之。

太陽經則頭項腰脊皆痛，六淫中之，論同前，宜以**麻黄左金湯**。

麻黄　乾葛　細辛　白术　茯苓　防風　防己　羌活　桂　甘草

陽明則寒熱呻欠，鼻乾腹脹，髀、膝、臏中履外皆痛，六淫亦然，宜**大黄左金湯**。

大黄　細辛　茯苓　防己　羌活　黄芩　前胡　枳殼　朴　杏仁

少陽則口苦脅痛，面垢，體無膏澤，頭目頷鋭痛，六淫亦同，宜**半夏左金湯**。

半夏　乾葛　細辛　白术　茯苓　桂枝　柴胡　麥冬

三陽合病，寒熱，關節重痛，手足拘攣，冷痹上氣，嘔吐下利，脈必浮弦緊數，合前三方以發之。

太陰腹滿，咽連舌急，胸膈痞滿，骨節煩疼，四肢拘急，浮腫，宜**六物附湯**。

炮附　桂各四兩　甘草二兩　茯苓三兩　防己四兩　白术三兩

少陰上氣喘急，小腹不仁，腰、脊、足心、腨、膕皆痛，六淫亦然，宜**八味丸**

主之。

牡丹皮　澤瀉　茯苓　桂　附　山藥　山茱萸　熟地黄

厥陰脅腰偏疼，陰器抵小腹挾臍諸處脹痛，一如中風，宜**神應養真丹**。

歸　天麻　川芎　羌活　木瓜　熟地　芍

《三因》原并臟腑，不同故也。

當歸拈痛湯　治濕熱肢節煩痛，肩背沉重，胸膈不利，身痛胻腫。

羌活　炙草　芩酒炒　茵陳葉酒炒　歸各五錢　參　苦參酒洗　升麻　葛根　蒼术各二錢　知母酒洗　防風　澤瀉各三錢　猪苓　白冬术各五分

煎服。

羌活導滯湯　治前證便溺阻隔，先以藥導之，服前方及此方。

羌活　獨活各五錢　防己三錢　大黄酒煨，一兩　歸三錢　麩炒枳實三錢

除濕丹　治諸濕。

檳榔　甘遂　赤芍　威靈仙　葶藶　澤瀉各一兩　乳香另研　没藥各五錢　黑丑炒，三錢　大戟炒，一兩半　陳皮二兩

脚氣方 治濕熱。

生地 柏酒炒 蒼术鹽、酒炒 术 芎 防己 檳榔 犀角 甘草 木通 黄連

黄芩二味熱加之 竹瀝 薑汁二味痰加之 石膏熱時加 桃仁便實加 牛膝溺澀加

食積流注方

蒼术 柏 防己 南星 川芎 白芷 犀角 檳榔 龜版血虚加

血積轉筋方見論。 治攻心脚氣。

阮氏方 治膝痛脚骨熱，或赤腫，行步難。

蒼术四兩，泔浸一日夜 鹽炒黄柏四兩，酒浸一日夜，炙焦

㕮咀，服。

四十九 蟲附狐惑

【脈】𧍧蟲蝕陰疘。脈虚小者生，急緊者死。

【因證】濕熱之生，臟腑虚則侵蝕。腹内熱，腸胃虚，蟲行求食。上唇有瘡曰惑，

蟲食其臟；下有瘡曰狐，蟲食其疰。亦有口瘡，非狐惑也。

【治】**集效方**

木香　鶴虱炒　檳榔　訶子煨　蕪荑炒　炮附　乾薑各七錢　大黄一兩五錢　烏梅　或加連、柏

右蜜丸，陳皮湯、酢湯任下。

化蟲丸　治蟲即化水。

硫黄一兩　木香五錢　密陀僧三錢　炮附一個

右先附末，酢一升，熬膏，入藥，和丸緑豆大，荆芥、茶清下二十丸。

秘方　治吐蟲。

黑錫炒成灰　檳榔末

茶飲下。

又方

川椒

酒糊丸，治蟲。

又方

炒鷄子、白蠟塵

治寸白蟲，酒糊丸妙。

瀉心湯 治惑。

苦參湯 洗之，治狐。

五十 喉痹

【因】熱内結。雖有蛾閉、木舌、纏喉、走馬之名，火則一也。論咽與喉，會厭與舌，同在一門，而用各異。喉以候氣，故通於天；咽以納食，故通於地。會厭管乎其上，以司開闔，掩其咽，其食下，不掩之，其喉錯，必舌抵上腭，則會厭能閉其咽矣。四者相交爲用，缺一則飲食廢而死矣。及其爲病，皆火也。夫手少陰君火心主之脈，手少陽相火三焦之脈，二火皆主脈并絡於喉，氣熱則内結，結甚則腫脹，腫脹甚則痹甚，痹甚則不通而死矣。至如嗌乾痛、咽頷腫、舌本强，皆君火之爲也。唯喉痹急速，相火之爲也。

【證】咽，咽物之處，咽腫則不能咽，或嘔吐咯傷，或多飲啖，痰熱皆至，咽系乾枯也。

喉，聲音出入之處，臟熱則腫，其發暴腫閉塞。或心虚寒，有懸癰生在上腭，俗名鵝也。咳而聲嘶喉破，俗名聲散也。

【治法】微以鹹軟之，甚以辛散之，痰結以苦吐之，否則砭出血。人火以涼治之，龍火以火逐之，涼劑以熱服之是也，宜刺少商出血。

秘方 朴硝　牙硝各研　青魚膽

右以膽放二硝上，乾，方研爲末，竹管吹入喉中，痰出即愈。

五匙散 治風熱喉痹，及纏喉風。

朴硝一兩五錢　硼砂五錢　腦子三錢　僵蠶

以竹吹末入喉中。

神效散 治熱腫語聲不出。

荆芥穗　蓖麻生，去皮另研。各一兩

蜜丸皂子大，嚼含化。

雄黄解毒丸　治纏喉風及喉痹，倒仆失音，牙關緊急，不省人事。

雄黄一錢，飛　鬱金一錢　巴豆去皮油，十四個

酢糊丸緑豆大，熱茶清下一丸，吐則止。

蜜附子　治腑寒，咽門閉，不能咽。

大附去皮臍，切大片，蜜涂炙黄，含咽津。

又方　龍膽、礬，包烏梅肉内，以綿裹，含。

龍火拔毒散　治纏喉急證，先以針出血爲上策，緩以丹敷。

陽起石煅　伏龍肝各三錢

新水掃之。

又方　白瑞香花根，研水灌之。

秘方　治痰，其證皆因痰也。

以鵝毛刷桐油探吐之。皂莢灰亦可吐。僵蠶研薑服亦可。生艾汁亦可。

五十一　口

【因證】脾熱則甘，膽熱則苦。口苦亦有肝虚寒者。

【治】三黄丸治甘。柴胡湯治口苦，及謀慮不決。柴胡湯加麥冬、棗仁、地骨皮、遠志。

五十二　舌

【脈】心脈繫舌根，脾脈繫舌旁，肝脈、腎脈絡舌本。

【因證】因風寒所中，則舌卷縮而不言。七情所鬱，則舌腫滿不得息。肝壅則血上涌。心熱則裂而瘡。脾熱則滑苔，是虚熱，心經飛揚上竄。脾閉則白苔如雪。脾熱則舌强。舌卷而卵縮者，厥陰絶也，死。

【治】**金沸草散**　治風寒傷心脾，令人寒熱、齒浮舌腫。

金沸草　荆芥四兩　前胡　麻黄各三兩　甘草　半夏一兩

升麻柴胡湯　治心脾虚熱上攻，舌上生瘡，舌本强，兩頰腫痛。

升麻　柴胡　白芍　梔　木通一兩　杏子　大青　芩三錢　煅石膏二兩

舌腫破：鍋底煤即鍋底煙，酢、鹽敷。

出血如泉：白膠香、五倍子、牡蠣，末糝。

白苔語澀：薄荷汁、白蜜、薑片揩敷之。

五十三　目

【因】風熱血少，《經》曰：目得血而能視。肝血不上榮也。神勞，目者，神氣之主，勞則魂魄散，不能相得。腎虚，水精不上奉也。

【證治】在腑則爲表，當除風散熱。在臟則爲裹，宜養血安神。如暴失明，昏澀，翳膜眵泪，斑入眼，皆表也，風熱也，宜發散以去之。如昏弱不欲視物，内障見黑花，瞳散，皆裹也，血少、神勞，腎虚也，宜養血補水安神以調之。

斑入眼，此肝氣盛，而發在表。瞳子散大，皆辛熱之爲也。辛主散，熱乘之，當除風熱，凉血益血，以收耗散之氣，以芩、連苦寒，除邪氣之盛爲君，歸身、地黄養血凉血爲臣，五味酸寒體浮收瞳散，地骨皮、天冬瀉熱補氣。

凡目暴赤腫，以防風、黄芩爲君以瀉火；黄連、當歸爲佐以和血。

凡目疾暴赤腫，以防風、羌活、柴胡、升麻、白芷、芩、連、甘草、當歸，白睛紅，加白豆蔻少許。

凡目久病昏闇，以熟地、歸根爲君，以羌活、防風、甘菊之類雜佐之。

撥雲湯 羌活　防風一錢半　藁木　川芎　荆芥一錢　葛根　細辛　柴胡　升麻半錢　知母　歸身　川柏　甘草　芪各一兩

内障，是脾虚火盛，上加下藥：參、五味、白芍、茯苓、术；濕熱，加下藥：連炒、芩、生地；睛痛，加歸、地黄；胸中不利，加槐子；赤翳加羚角；腑秘加大黄。

百點膏 黄連水一大碗，煎至半，加：歸六錢　防風八錢　蕤仁去皮尖，三錢

右熬滴水不散，加蜜少許點之。蔓荆、椒眼、地黄、甘草、荆芥、麻黄、升麻，

隨所長加之。

春雪膏 點眼。朴硝置生腐上蒸，待流下，瓦器接之。

地黃丸 治不能遠視、近視，此大除風熱。

生地　天門冬各四兩　炒枳殼　甘菊各二兩

蜜丸，茶酒任下。

局方定志丸 治不能近視，反能遠視。

參　遠志　菖蒲　白茯苓

蜜丸。

瀉青丸 治風熱。

熟乾地黃丸 治血少，安神。

駐景丸 補腎水。

車前子　菟絲子　熟地黃各五兩

槐子散 治體肥氣盛，風熱上行，目昏澀。

槐子　芩　木賊　蒼术

末之，茶下。

桔梗丸　治太陽衛虚血實，瞳人腫痛，眼黑，肝風盛。

桔梗一斤　牽牛頭末三兩

蜜丸，水下。

神仙退翳丸　治一切翳暈，内外障昏無睛，累效。

歸酒洗　芎　犀角屑　枳實　連　蟬蜕　瓜蔞根　薄荷六錢　甘菊　蛇退　密蒙花　荆芥與甘草煎三味　地骨皮三錢，洗　炒白蒺藜　羌活　地黄用乾酒浸，一兩　木賊一兩半，去節，童便浸一宿，火乾

右末，煉蜜丸，米飲下。婦人氣旺者，木香湯下之。

家珍方　治眼梢赤。

連　白礬三錢，飛　銅緑五分　密陀僧一錢　輕粉少許

末，貼之。

又方　黄丹、白礬等分

驗方　治痘後目上翳。

穀精草　蛇殼　緑豆殼　天花粉

右等分末，粟米泔浸，煮蜜柿乾爲度，食之。

羊肝丸　治一切目病，不問障盲。

白乳羊肝一具，竹刀刮去膜　連一兩　甘菊　防風　薄荷去梗　荆芥　羌活　歸芎各三錢

右爲末，羊肝搗丸，漿水下。

爛翳驗方　茜根燒灰，燈草點之，須臾大痛，以百節草刮去之。

七寶膏　珍珠　珊瑚　甘石三味煅，以連水淬七次　石沙　腦子　麝　蕤仁去殼。各一錢

研細點之。

五十四　耳

【因】風熱氣虛火昇。腎寄竅於耳。

【證治】風毒耳痛，全蝎一兩，生薑二兩，切作四方塊，同炒，去薑，末之，湯點停耳。

耳膿出，用桑螵蛸一個，火炙，麝二分五厘，糝之。又加枯礬吹之，良。

蟲入耳中，麻油灌。又，猫尿灌耳内好。

五十五　鼻

【因證】鼻爲肺之竅，同心肺，上病而不利也。有寒有熱，寒邪傷於皮毛，氣不利而壅塞；熱壅清道。酒皶鼻，乃血熱入肺。齆鼻息肉，乃肺氣盛。鼻淵，膽移熱於腦，則辛頞鼻淵。

【治】寒邪傷者，宜先散寒邪，後補衛氣，使心肺之氣交通，宜以**通氣湯**。

羌活　獨活　防風　葛　升麻各三錢　川芎一錢　蒼术　炙草各三錢　芪四錢　白芷一錢　連　黄柏

酒皶鼻方：

四物湯　芩酒炒　紅花
水煎服。
又方　乳香　硫黄以蘿蔔内煨　輕粉　烏頭尖
酥調敷。
又方　鴨嘴膽礬敷。
齆鼻息肉：枯礬研爲麵脂，綿裹塞鼻，數日自消。
又方　瓜蒂末，綿囊裹塞亦可。
木通、細辛、炮附子，蜜和，綿裹内鼻中，亦可。
防風通聖散加好三棱、山茱萸肉、海藻，并用酒浸炒，末，每一錢五分。
鼻淵：
薄荷　連二錢半　通聖散一兩
孩兒茶服。

五十六　齒

【因證】夫齒，乃腎之標，骨之餘。上齦隸於坤土，足陽明之貫絡也；下齦隸於庚金，手陽明之貫絡也。手陽明惡寒飲而喜熱，足陽明喜寒飲而惡熱。腎衰則豁，腎固則堅。大腸壅，齒乃爲之浮；大腸虛，齒爲之宣露。熱甚則齒動齦脱，作痛不已。寒邪、風邪客於腦，則腦痛，項筋急粗露，疼痛蚛餌，則缺少而色變癢痛。

【治】**羌活散**　麻黄去根節　羌活一錢半　防風三錢半　細辛五分　升麻　柴胡五分　歸　蒼术五分　白芷三錢　桂枝　連　骨灰三錢

右先以湯漱口净，擦之。

牙疼方：土蒺藜半兩　青鹽三錢

漿水二碗，煎，熱服。

又方　烏頭　熟艾多　葱三株　川椒十數粒

右濃煎，漱，有膿痰出而安。

治蟲散氣：

草蓽撥末　木鱉肉

右同研，嗃鼻。

治風氣走疰痛：

藁本　剪草　細辛

熱漱愈。

治骨槽風：

皂角不蚛，去子　杏仁燒存性

右每味一兩，入青鹽一錢，揩用。

治風蚛牙：以北棗一枚，去核，入巴豆一粒，合成，文武火炙如炭，放地上良久，研細，以紙捻入蚛孔十次。

五十七　結燥

【因】火邪伏於血中，耗散真陰，津液虧少。夫腎主大便，腎主津液，液潤則大便如常。

【證】小腸移熱於大腸爲虙瘕，爲沉。虙瘕，是便澀閉也。

【脈治】熱燥。有云脾脈沉數，下連於尺，臟中有熱。亦有吐瀉後腸胃虚，服燥熱藥多者，宜承氣湯下之。

風燥：有云右尺浮也，内肺受風，傳入腸中，宜麻仁丸。

陽結：脈數大而實，宜苦寒類治。

陰結：陰燥欲坐井中，二腎脈按之必虚，或沉細而遲者是也。

如有陰證煩躁，脈堅實，陽藥中少加苦寒，以去熱燥。

有年老氣弱，津液不足而結，有産婦内亡津液而結，二證并宜地黄丸。

大便閉，小便澀數，謂之脾約。約者，脾血耗燥，肺金受火無所攝，脾津液故竭，理宜養血潤燥。

有産婦便秘，脈沉細，服柏、知母、附子而愈。外有脚氣，虚寒、氣實，皆相似，亦大便不通。腎惡燥，急食辛以調之，結者散之。如少陰不得大便，以辛潤之；太陰不得大便，以苦瀉之。如食傷，腹滿、腹響是也。陽結者散之，陰結者熱之。

潤腸丸 麻仁 桃仁去皮尖。各一兩 羌活 歸尾 大黄煨。各半兩

除二仁别研，餘味共搗，火枯，蜜丸梧子大，湯下。

如不大便，邪氣盛急，加大黄酒製；如血燥而大便乾燥，加桃仁、大黄酒製；如風結燥，大便不行，加麻仁、大黄；如風澀，加皂角仁、秦艽、大黄；如脈澀，身覺有短氣，加郁李仁、大黄；如陰結寒證，加乾薑、附子。有云：大便不通有五證，熱、冷、氣、風、濕，尺脈伏也，宜温補之。

風，老人、産婦秘，有虚實。能飲食，小便赤，爲實。實者，秘物也，麻仁、七宣等主之。見前。不能飲食，小便清，爲虚。虚者，秘氣也，厚朴湯主之。

朴 夏 麯 甘草三兩 术五兩 枳實 陳皮一兩

五十八　痔漏

【因證】因蟲就燥也，乃木乘火勢而侮燥金，歸於大腸爲病，皆風熱燥濕爲之也。蓋腸風痔漏，總辭也，分之則異。若破者，則謂之漏。大便秘澀，必作大痛。此由風熱乘食飽不通，氣逼大腸而作也。受病者，燥氣也；爲病者，胃濕也。胃刑大腸則化燥，化以乘燥熱之實，勝風附熱而來，是風燥濕熱四氣而合，故大腸頭成塊。濕也；大痛者，風也；結燥者，主病兼受火邪也；不通者，熱也。

【治】去以苦寒瀉火，辛温和血，潤燥、疏風、止痛。

秘方　涼血爲主。四君子　四物　芩涼大腸　枳殼寬大腸　槐角涼血生血　升麻

秦艽白术丸　秦艽去蘆　皂角燒存性，去皮。各一兩　术五錢　歸酒洗，半兩　桃仁去皮尖，一兩　地榆三錢，破血　枳殼麩炒，泄胃　瀉滲濕。各半兩　大黄四錢

麵糊丸，米湯下百丸，空心服，以膳壓之。氣滯，加檳榔、木香。濕熱勝，加柏。

一云：凡痔漏，蒼术、防風爲君，甘草、白芍爲佐。

蒼术澤瀉丸　蒼术四兩　枳子　澤瀉各二兩　地榆　皂角

飯丸。

淋洗用　天仙子、荆芥穗、川椒、蔓荆子。

煎洗秘方　五味子、朴硝、蓮房、桑寄枝，先熏後洗。

敷腫：

木鱉子　五味子

爲末，調敷。

腸風塞藥　爐甘石煅、牡蠣粉。

痔漏方

好臘茶細末　腦子

同研津調，紙花貼上。除根用後方。

又方　白礬枯二錢，生二錢　乳香三錢

真香油同研，爲膏，紙花貼。如便秘，枳實當歸湯下三黄丸。

皂角散 治痔漏脱肛。

黄牛角腮一個，切 蛇退一條 皂角小五個 川山甲

右并切，入磁瓶，泥固濟，候乾，先以火燒煙出，方以大火煅紅，出冷，研細，胡桃酒下。臨卧，引出蟲，五更却以酒下二錢。

脈痔方 血自肛門邊另作竅。烏頭炮，去皮尖 連各一兩

又方 亦妙。槐花 荆芥 石菖蒲各一兩

酒痔連丸 連一味，酒浸、酒煮、酒丸，飲下。

腐痔核即爲水：

硼砂煅 輕粉 爐甘石煅

右以朴硝淬洗辰砂，或加信煅，敷外四圍，點核上。

貼痔：麝、腦、朱砂。研，入山田螺内，待成水，抹頭，不拘遍數，以乾收爲度。

治酒痔下血不止：乾絲瓜一枚，連皮子，燒存性，爲末，酒下二錢。

痔血不止，檢漆根灰，空心下。

木槿散 治痔專封口，能乾。木槿花八九月採，陰乾，用葉杵敷，亦可。

又方　當歸一兩，連二兩，烏龜一個，酒煮乾，日乾爲末，蜜丸皂子大。

治脱肛方：理省藤　桑白皮　白礬

煎洗，自收。

因治玉莖挺長，亦濕熱，小柴胡加連。有塊，加青皮。外用熱絲瓜汁調五味子敷。

五十九　婦人產胎

【脈】平而虚者，乳子。陰搏陽別者，妊子。搏者近於下，別者出於上，血氣和調，陽施陰化也。

少陰脈動甚者，妊。少陰，心脈也。尺中按之不絶者，妊。三部脈浮沉正等，按之無絶者，妊。妊娠初時，寸微小，呼吸五至，三月而尺脈數。脈滑疾，重以手按之散者，蓋三月也。脈重手按之不散，但疾不滑者，五月也。寸微關滑尺帶數，流利往來并雀啄，是妊。左沉實疾大，皆爲男，縱者主雙；右沉實疾大，皆爲女，横者主雙。脈浮腹痛，痛引腰脊，爲欲生也。脈一呼三至，曰離經，沉細而滑亦同。尺脈轉急如切繩者，皆便生也。妊三月而渴，脈反遲，欲爲水分，復腹痛者，必墮。妊五月、六月，脈數，必壞；脈緊，必胞漏。脈遲，必水壞爲腫。妊六七月，脈弦，發熱惡寒，其胎逾腹，腹痛，小腹如扇，子臟開故也，當温之以附子。妊六七月，暴下斗餘水，必倚而墮。妊七八月，脈實大牢强，弦者生，沉細者死。妊十月足，身熱脈亂者，吉。少陰脈浮而緊，緊則疝瘕，腹中痛，半産而墮傷；浮則亡血、絶産、惡寒。脈微澀爲無子，脈弦大爲無子，血氣虚不足之故也。新産，脈沉小滑者生，實大强急者死；沉細附骨者生，炎疾不調死。新産，因得熱病，脈懸小，四肢温者生，寒清者死。新産，因傷寒中風，脈實大浮緩者生，小急者死。脈得浮緊，當身痛，不痛，腹鳴者，當陰吹。寸口浮而弱，浮爲虚，弱無血，浮短氣弱有熱。趺陽浮而澀，浮氣喘，澀有寒。少陰微而弱，微少血，弱生風，微弱相摶，陰中惡寒。胃氣不泄，吹而正喧，此穀氣之寒也，膏髪導之。少陰滑而數，陰中必瘡。少陰脈弦，白腸必挺核。少陰浮而動，浮虚動痛脱下。

【因證治】胎墜因虚而熱。轉胞乃血虚有痰。胎漏逼胞，致小便不利。溺出不知時，因痰，胎避而下，因血氣不能昇，四物加貝母、滑石。痰加二陳。惡阻因痰血相搏，半夏湯主之。

妊娠腹脹，乃氣不利而虚有熱，枳殼炒、芩、术。妊娠寒熱，小柴胡去半夏。胎痛乃血少，四物、香附、紫蘇湯，安胎大妙。

胎衣不下，或子死胎中，或血衝上昏悶，或暴下血，胞乾不生。

半夏一兩半　肉桂七錢半　大黄五錢　桃仁三十，去皮尖

先服四物三兩，次服煎湯，薑煎。不效，再服。又半夏白蘞丸之。

下死胎：

肉桂二錢　麝五分

又方　朴硝半兩，童便下。

欲墮方　肉桂一兩　瓜蔞一兩二錢　牛膝一兩　瞿麥半兩

絶産方　蠶種紙一尺，燒灰，酢湯調服，永不孕産。

難産，乃敗血裹其子。

麝一錢　鹽豉一兩

青布裹燒令紅，捶爲末，秤錘燒紅，淬酒，下一錢。

又　百草霜　香白芷　伏龍肝單用　童便　酢調下。末下，再服。

貝母　白蒺藜　滑石　葵子　并治之。

産後陰脱，乃氣血下溜。

四物　猬皮燒，半兩　牡蠣煅　芩二兩　或加升麻飲下。蛇床子布裹熨妙。

烏賊骨　硫黄　五味子

共末，糁患處。

産後血暈，因暴虚，素有痰飲，瘀血隨氣上攻。

芎歸湯　治暴虚，童便下；治瘀血，荆芥下。

行瘀血清魂散　治虚。

澤蘭葉　參一兩　荆芥一兩　川芎　歸半兩

温酒灌下。

五靈脂、荆芥，童便下。

鹿角灰，酒下。

半夏茯苓湯　治痰飲。

牡丹散　牡丹皮　大黄蒸　芒硝一兩　冬瓜子半合　桃仁二十個

水煎服。

浮腫，是胎前宿有寒濕。茯苓、术、芍、歸、陳、鯉魚，如法。又名胎水，俗名子腫，如腫滿狀。産後因敗血化水，或血虚氣滯。

喘急，因營血暴竭，衛氣無主，獨聚於肺，此名孤陽絶陰，必死。因敗血上熏於肺，奪命丹主之；因傷風寒者，旋覆花湯主之。

産後不語，因敗血迷心竅。産後口鼻黑氣起及衄，因胃氣絶，肺敗氣消，血散亂入諸經，却還不得，死矣。

子煩，二火爲之。病則苦煩悶。

麥門冬　茯苓　芩　防風　竹葉

心痛，因宿寒摶血，血凝其氣。

五靈脂、蒲黄，醋下。

子癇缺。

漏阻：因事下血，胎乾不動，奔上搶心，腹中急迫。返魂丹、達生散、天仙方。

產婦臨月未誕者：凡有病，先以黄芩、白术安胎，然後用治病藥。肌熱者，芩、連、黄芪、人參；腹痛者，白芍藥、甘草。感冒依解利。

產後諸病，忌用白芍，以黄芩、柴胡主之。内惡物，上衝胸脅痛者，大黄、桃仁；血刺痛者，當歸。内傷發熱者，黄連；渴者，茯苓。一切諸病，皆依前法。唯渴者，去半夏；喘咳，去參。腹脹，忌甘草。產後身熱血證，一同傷寒。若傷寒内有痛處，脈弦而健，宜解傷寒。血虚無疼，脈弱而澀，宜補其血。

六十　帶下

【脈因】濕熱結於肺，津液涌溢，入小腸爲赤，入大腸爲白。然任脈自胞上過，帶脈貫於臍上，衝、任、督三脈同起而異行，一源而三歧，皆絡帶脈，統於篡户，因餘經往來，遺熱於帶脈之間。熱者，血也，血積多日不流，從金之化，即爲白淫。治法同濕證，以十棗、禹功，降火流濕之劑良矣。因痰積下流，滲入膀胱，肥人多有之。二陳湯加昇提爲主。

【證治】三陽其氣俱欲竭，血海將枯，滑物下流，其有一切虚寒之證，脈洪大而澀，按之全無，宜以温養之。

李先生之酒煮當歸丸，治此證，血虚多加四物；氣虚多加參术；滑甚者，以龍骨、赤石脂澀之。

外有蟲唇瘡，亦淋露白汁。

小胸丸 治濕熱帶下，下之，苦楝丸調之。

苦楝酒浸 茴香炒 歸等分

酒糊丸梧子大，酒下。

腰腿痛，加四物四兩，羌活、防風各一兩；虚加參、芪、甘草，或加白芍。

酒煮當歸丸 治一切虚證，上中下元氣俱竭，噦嘔不止，胃虚之極，脈洪大無力，按之空虚，或不鼓，皆中寒之證。

歸一兩 茴香半兩 黑附炮 良薑各七錢

右四味，銼細，以酒一升半，煮至酒盡，焙乾炒黄。

鹽　丁香　苦楝生　甘草炙。各半兩　全蝎三錢　柴胡二錢　升麻一錢　木香一錢　玄胡四錢

右九味，同前酒煮四味，俱末，酒煮麵糊丸，空心淡酢湯送下。

固真丸　治臍腹冷痛，目中溜火，此皆寒濕乘其胞内，汗輕伏火。

白石脂一錢，以火燒赤，水飛，研細末　白龍骨一錢。二味以枯以濕　乾薑炮，四錢。瀉寒水　黄柏半錢。因用引導　柴胡本經使。一錢　當歸一錢。和血脈　白芍半錢。導之參　芪虚甚加之

右白石、龍骨水飛研細外，餘同極細，水煮，麵丸鷄頭大，日乾，空心湯下，以膳壓之。忌生冷、油膩、濕麵。

血海將枯，加白葵花七朵、郁李仁潤燥而滋津液。不思飲食，加五味子。

《衍義》方　治白膿帶下，此腸胃有膿也，去盡膿，自安。

紅葵根　白芷　赤芍藥　白礬

蠟丸，米飲下。

方　治白帶、白濁，以黄荆子炒焦爲末，酒下。

張用瓜蒂散吐寒痰昇氣；導水丸下濕熱；甘露散調之，利濕熱。

燥濕痰方　治肥人。

海石　半夏　南星治痰　柏治濕痰　蒼术燥濕痰　川芎昇之　椿皮　香附調氣　牛膝風痛加之

刮熱方　治瘦人。

柏相火　滑石　椿皮　川芎　連性躁加

滑者，加龍骨、加石脂；滯者，加葵花；血虛，加四物。甚用吐、下，吐用二陳加蒼术；下用白术，調治神祐丸。

六十一　經候

【脈】經脈不行者，血生於心，因憂愁思慮則傷心，心氣停結，故血閉不行，左寸沉結，宜調心氣，通心經，使血生而自通。或因墮胎，或産多，其血先少而後不通，此爲血枯，脈兩尺弱小，宜生血。

出也。

【因證】血隨氣行，結爲塊，日漸長，宜散之。

久發盜汗，致血脈乾枯而經不通，宜補血，是汗出於心，血生於心，血與汗出也。

久患潮熱，則血枯燥。蓋血爲熱所消，寒熱去則血自生。脾胃不和，飲食減少，則血不生，血者飲食所化。《經》云：二陽之病發心脾，女子不月。

血爲氣引而行，血之來而先有病，皆氣之患也。來而後有病者，皆血之虚也。病出意外，皆血之熱也。

【治】將來作痛，乃氣實也，桃仁、紅花、香附、枳殼、連。不及期者，乃血熱也，四物加川連。

過期有二，乃血少與痰多也。血少，芎、歸、參。紫黑成塊加連。痰多，色淡也，肥人多有，二陳加蒼朮、香附、芎。閉而不行，乃虚而熱。來成塊，乃氣之滯。錯經妄行，乃氣之亂。

六十二　崩漏

【脈】洪數而疾。漏血下赤白，日下數升，脈急疾者死，遲者生；緊大者死，虛小者生。

【因治】熱，血熱則流。虛，虛則下溜。蓋陰虛陽搏謂之崩，由脾胃有虧，氣下陷於腎，與相火相合；濕熱下迫，脈洪而疾，先見寒熱往來，心煩不得眠，治宜大補脾胃而昇其血氣。蓋心氣不足，其火大熾，在於血脈之中，致脾胃有虧，火乘其中，形容似不病者，此心病也。治法同前，微加鎮墜心火之藥，補陰瀉陽，經自止矣。蓋腎心真陰虛，不能鎮守包絡相火，故血走而崩也。是氣血俱虛，爲大寒之證，輕手其脈數疾，舉指弦緊或濇，皆陽脱也。陰火亦云或渴，此皆陰燥，宜温之，補之，昇之。

脾胃者，血氣之根本，周榮滋身。心者，血之府；脈者，人之神，俱不足，則生火故也。

方　昇陽散火除濕，羌活、防風、升麻、柴胡、川芎；凉血瀉相火，生地黄、連、柏、芩、知母；和血補血，酒洗當歸、芪。胃口客寒，當心痛，加草豆蔻、炒麯；氣短，加參、术；冬寒加麻黄、桂枝；血氣俱脱大寒證，加附子、肉桂；不止，加阿膠、艾葉，或加丁香、乾薑。

四物加荆芥穗、髮灰，治血不止，如神。單味蒲黄炒黑亦妙。

治標方　急則治其標。凡藥須炒黑，血見黑則止。白芷湯調棕櫚灰，後用四物湯加薑調治。五靈脂末亦可，凌霄花末酒下。

治本方　四物湯。連，熱則加之；參、芪，虚加之；乾薑，寒加之；芩，熱加之。

胎漏方　血虚有熱。

地黄生一半，熟一半　白术一兩　芩炒　枳殼各半兩

煎湯，調下地黄末。

六十三　小兒證

【脈】八至者平，九至者傷，十至者困。緊爲風癇，沉爲乳不消。弦急客忤氣。沉而數者，骨間有熱。脈小，大便赤青飧泄，手足温者生，寒者難已。

【證】有四，曰驚、疳、吐、瀉。病，其頭毛皆上逆者死。汗出如珠，着身不流者死。

【因治】有二：曰飽、暖。小兒十六歲前，稟純陽氣，爲熱多也。

小兒腸胃常脆，飽食難化，食則生積爲痰。肝則有餘，腎尚不足，肝病亦多也。張皆歸之濕熱，常以牽牛、大黄、木通爲丸，以治諸病。

驚　因熱痰，主急，當瀉，降火痰丸，養血湯下；因脾虚，主慢，當補，朱砂安神丸，參术湯下。

疳　因土熱也。

連去熱，炒，二錢　胡黄連去果子積，半錢　阿魏去肉積，酢浸　神麯各一錢丸如米大。

啼　因肝熱。

薑汁炒川連　甘草　竹葉

煎服。

吐瀉脾虚〔一〕

斑疹是火，與前丹疹條下同。

夫惡血留於命門，伏於一隅，待氣虚、血虚、脾損，相火生焉，二火交熾，煎熬太陰，其證呵欠，寒熱噴嚏，手足梢冷，睡驚，俱屬少陽相火、少陰君火顯證。自吐瀉者，邪出也，即吉，宜消毒解火。大便不利，當微利之。身温者順，身凉者逆。

痘同疹論，切忌熱藥，亦勿泥。

宜分氣血，虚則補之。氣虚四君，血虚四物。吐瀉少食，爲裹虚；陷白倒靨，面灰白，爲表虚。不吐瀉，能食，爲實，宜解毒，芩、連等是也。實則更補，必結癰膿也。

〔一〕「吐瀉脾虚」：其下疑有脱文，存疑待考。

解毒方　絲瓜　升麻　白芍酒炒　甘草　糖球　黑豆　犀角　朱砂

單用絲瓜煮湯亦可。

血痢三黄湯　食積利用。

炒麯　蒼术　白芍　芩　白术　甘草　陳皮　芩

下保和丸。

治小兒蟲，用胡黄連、川連、蕪荑、山楂、麯、青陳皮、蘆薈，和丸。

急慢驚風，辰砂一顆，蝎一枚，生犬血，快研服。

六十四　雜證

濕熱，相火病多，土火病多。氣常有餘，血常不足。肥人血多、濕多；瘦人氣實、熱多。白者，肺氣弱，血不足；黑者，腎氣有餘，忌黄芪。熱傷血，不能養筋，故爲拘攣；濕傷筋，不能束骨，故爲痿弱。

氣屬陽，無寒之理，下用補相間，勞病忌寒藥，此東垣之旨也。寒不得熱，是無火也；熱不得寒，是無水也。肺癰，非吐不可。

辛苦、飢飽、疼痛，皆傷血。服藥之力峻，須用酸收。指甲卷，是血少不養筋。身如被打，濕傷血也，亦有血虚而痛。腑〔一〕病責臟用，臟病責腑用。氣血弱，遠枳殼，以其損氣也；血盛，忌丁香，以其益氣也。

治病先調氣。病分氣血陰陽。晝增夜静，是陽氣病，而血不病；夜增晝静，是陰血病，而氣不病。夜静日惡寒，是陰上溢於陽；日夜并惡寒，是陰部大盛，兼有其陽，當瀉其寒、峻補其陽。夜静日熱，是陽盛於本部；日静夜惡寒，是陰自主於本部。日安夜躁煩，是陽氣下溜於陰中，當瀉其陽，峻補其陰。日惡寒，夜煩躁，爲陰陽交，飲食不入，必死。

傷寒中暑，與傷飲食一般。人火正治，龍火反治。

諸病有鬱，治之可開。惡心，有熱，有痰，有虚。悲者，火乘金。陽絶則陰虧，陰氣若盛，陽無暴絶之理。虚勞，不受補者死。諸病能發熱，風、寒、暑、濕、燥、

〔一〕「腑」：原作「臍」，據《丹溪手鏡·察視第二》改。

火、七情，皆能發熱。寒濕同性，火燥同途，非也。寒宜温之，濕宜燥之，火宜降之凉之，燥宜潤之。諸病尋痰火，痰火生異證。

診脈、觀形、察證，三者殊途，不可執一。

諸病先睹胃氣。

六十五　雜治

惡寒，有濕痰積中，脈沉緩，抑遏陽氣，不得外泄，身必惡寒，宜江茶入香油、薑汁，吐其痰，以通經去麻、硝黄，加歸、地黄。伏脈，有熱甚而血虚，亦惡寒。脈沉而澀，宜四物倍地黄、术、芪、柏、參、甘草。

戰栗有熱，一陽發病，少氣，善咳善泄，其傳爲心掣。掣，動也。子母傳，故泄，理中主之。

勞風，法在肺下，使人强上冥視，勞生熱，唾出若涕，感風、惡風而振寒。肺主皮毛，宜通經散加半夏、歸。

痹氣，乃陰氣盛而血不榮，故身寒如水中，皆虚寒之證，宜薑、附。

五實五虚：脈盛，脈細，心；皮熱，皮寒，肺；腹脹，飲食不入，脾；悶瞀，氣少，肝；前後不通，泄利前後，腎。

陰滯於陽：有作勞而冷，飲酒醉，次日膈痛似飢，過飽，遂成左脅痛有塊，脈細澀沉數，服韭汁、桃仁、童便等安。又有如前，左乳痛有核，服石膏、白芷、乾葛、瓜蔞、蜂房等。

陽滯於陰：有事不如意，衄如注，脈浮數，重而大且芤，四物加萱草、薑汁飲之。有逃難飲酒下血，脈沉澀似數，以鬱金、芎、芷、蒼、芍、葛、香附。右腎屬火，補之以巴戟、杜仲之類；左腎屬水，補之以地黄、山茱、黄柏之類。

六十六　五臟證

肝：胃脘當心而痛，上支兩脅肝經膈咽不通，飲食不下，土衰病甚。則耳鳴眩轉，目不識人，善暴殭仆，裹急緛戾，脅痛嘔泄，令人善怒也。虚則目無所見，耳無所聞，善恐，如人將捕之。

心：胸中熱，嗌乾胠滿，皮膚痛，寒熱咳喘，驚或狂妄，一切血證，胸中痛，脅支滿，膺背肩胛間痛，虚則胸腹大，脅下與腰背相引而痛。

脾：跗腫骨痛，陰痹，腰脊頭項痛，大便難，積飲痞膈，霍亂吐下，飧泄腸鳴，脾熱之主虚。

肺：骨節内變，右胠脅痛，寒侵於中，鶩溏，心脅滿引小腹，不可反側，嗌乾，面塵脱色，丈夫㿗疝，婦人小腹痛。實則咳逆，肩背痛；虚則少氣，不能報息，耳聾咽乾。

腎：腰腿痛，大關節不利，屈身不便，腹滿痞堅，寐汗。實則腹脛腫身重，虚則胸中滿，大小腹痛，清厥。

六十七　七情證

怒：爲嘔血，飧泄，煎厥，薄厥，胸滿脅痛，食則氣逆而不下，爲喘渴煩心，爲消脾肥氣，目暴盲，耳暴閉，筋緩。怒傷肝，爲氣逆，悲治怒。

喜：爲笑，毛革焦，傷氣不收，甚則狂。喜傷心，爲氣緩。恐治喜。

悲：爲陰縮筋攣，肌痹脈痿，男爲數溲，女爲血崩，酸鼻辛頞，泣則臂麻。悲傷肺，爲氣消，喜治悲。

驚：爲痰涎，目睘吐，痴癇，不省人事。驚傷神，爲氣亂，習治驚。

勞：爲咽噎，喘促，嗽血唾血，腰重痛，骨痿，男少精，女不月。勞傷血，氣耗，逸治勞。

思：爲不眠好卧，昏瞀，三焦痞塞，咽喉不利，嘔苦，筋痿，白淫，不嗜飲食。思傷脾，爲氣結，怒治思。

恐：傷腎，爲氣不行。思治恐。

六十八　雜脈

寸口脈但實者，心勞。寸口脈沉，胸中氣短。浮而絶者，氣辟；大而滑，中有短氣。數而不加，六至者爲滑。微弱者，少氣。尺脈沉滑者，寸白蟲。男女皆當以左手尺脈常弱，右手尺脈常盛爲平。陽盛陰虚，下之安。二寸實大，尺短少，此傷寒之邪乘其裏虚而入於腑者是也。如尺脈弱，寸强，則陰不足，陽往乘之，下之安，汗之死。餘以類推。脈俱弦，指下又虚，脾胃虚弱證，食少而渴，痞，腹中痛窄狹，二便不調。脈俱沉緊，按之不鼓，膀胱勝小腸也，或瀉利不止而腹脹，或純白赤，或雜血便多不渴，精神少，或面白脱色，此失血之故。或面黄而氣短，此元氣損少之故。是丙火小腸爲壬膀胱所克，而外走也，屯火投於水，大寒之證，宜温之則愈。薑、附各半兩，赤石脂錢半飛，朱砂一兩研，茯苓湯下二三十丸。

脈，諸按之不鼓，爲虚寒。二寸短少，謂之陽不足，病在下。脈，諸搏手，爲寒涼，或寒藥治之。脈虚，亦薑、附。脈二手相似，而右爲盛，皆胃氣虚。二寸求之脾胃，當從陰引陽。脈中少有力，盛甚則似止，胸中元氣不及。脈貴有神。神者，不問遲數之病，中外有力者，爲神也。脈，諸短爲虚。二關脈實，上不至，發汗；下不至，利大便。脈，諸大爲虚，二關脈沉細，純虚也，宜補之。脈濇與弦而大，按之有力爲實，無力爲虚。脈沉遲，寸微滑者爲實。二尺不見，或短少，乃食塞，當吐之。凡脈盛大以濇，外有寒證，名寒中，乃寒獨留，血脈泣，故大也。脈大而實，不可益氣。滑脈，關以上見爲大熱；關以下見爲大寒。火并於上，以丙火化；火并於下，以壬水化。雜病脈沉者，多屬痰，宜吐。傷寒寸脈浮滑者，有痰，宜吐。勞熱，脈沉細無火者，死。陽脈浮，陰脈弱者，則血虛，血虛則筋急。凡有者爲實，無者爲虛。假令脈浮，則爲陽盛陰虛；脈沉，則爲陰盛陽虛。此有則彼無，彼有則此無。又如弦，則木實金虧土虛。浮診見者，爲腑、爲上部、爲陽；按之見者，爲臟、爲下部、爲陰。脈來者，爲陽、爲氣；去者，爲陰、爲血。假如脈來疾去遲，爲陽有餘而陰不足也，故曰外實内虛是也。出以候外，疾爲實；入以候内，遲爲虛。寸微尺緊，爲虛損，陰盛陽微之故也。諸浮脈無根，死，臟腑無根故也。

長病脈：虛而澀、虛而滑、虛而緩、虛而弦、微而伏、浮而結、浮而滑、實而大、實而滑、細而軟、如蛛絲、羹上肥、如屋漏、如雀啄、如霹靂、如貫珠、如水淹。以上此脈，得之則生，反之則死。一本，「如水淹」之下注曰：皆死脈也。無「以上此脈，得之則生，反之則死」。有識者詳之。

卒病與長病條下，反之則死。人病甚，脈不調，難差；脈洪者，易已。

形脈相應：肥人，細欲絶者死；瘦人，脈躁者死。身温，脈滑者死；身滑，脈澀者死。身小，脈大者死；身大，脈小者死。身短，脈長者死；身長，脈短者死。

六十九　察視

黑氣起於耳目鼻上，漸入口者死。白色者亦然。赤色見於耳目額上，五日死。張口如魚，出氣不反者死。循衣摸縫者死。無熱妄語者死。遺尿不知者死。爪甲青者死。爪甲肉黑者死。舌卷卵縮者死。眉傾髮直者死。唇反人中滿者死。陰陽俱閉，失聲者死。神氣不守，聲嘶者死。汗出不流者死。口臭不可近者死。回目直視，肩息者死。齒忽黑色、面青目黑、面青目黄、面青目白、面青唇黑者，皆死。面白目黑，面白目白，皆死。面赤目黄、面赤目白死。面黑目白死。面黑脅滿，不能反側者死。面黑唇青死。面黑目青死。面黄目白、面黄目青、面黄目黑死。以上黑如燃，白如枯骨，赤似血，青似草，方爲死候。

心絶，肩息，回盼目直，一日死。肺絶，氣去不快，口如魚，三日死。骨絶，腰脊痛，不可反側，五日死。脾絶，口冷，足腫脹，泄，十二日死。腎絶，大便赤澀，下血，耳乾，脚浮，舌腫者，六日死。筋絶，魂驚虚恐，手足爪甲青，善呼，駡不休，九日死。腸絶，髮直，汗出不止，不得屈伸，六日死。肝絶，恐俱伏卧，目直面青，八日死。又，即時死。胃絶，齒落目黄者，七日死。

七十　汗

脈沉微細弱，不可汗。沉細爲在裹，微弱氣血虚。浮而緊，法當身痛，當以汗解。假令尺脈遲者，不可汗，此血微少故也。陰病，脈細沉數，不可汗，病在裹之故也。傷寒風濕，素傷於風，復傷於熱，四肢不收，頭痛身熱，常汗不解，治在少陰、厥陰，不可汗，汗之譫語内煩，不得卧，善驚，目亂無精光。傷寒濕温，素傷於寒，因而中暍，苦兩脛冷，腹滿，頭目痛，妄言，治在足太陰，不可汗。汗出必不能言，耳聾，不知痛所在，身青面變死。傷寒頭痛，形象中風，常微汗出，又自嘔者，心懊憹，發汗則痓。傷寒脈弦細，頭痛而反熱，此屬少陽，不可汗。太陽與少陽并病，頭强痛，或眩冒，心下痞堅，不可汗。少陰病，咳而下利，譫語者，此强汗之故也。咽中閉塞，不可汗，汗之則吐血。厥陰不可汗，汗之聲亂咽嘶。亡血家不可汗，汗之則寒栗。衄不可汗，汗之必額陷直視。淋家不可汗，汗之必便血。瘡家不可汗，汗之則痓。汗家不可重汗，汗之必恍惚，脈短者死。冬時發其汗，必吐利口瘡。下利清穀不可汗，汗之必脹滿。咳而小便利，或誤汗之，則厥逆。諸逆發汗，微者難愈，劇者言亂，睛眩者死。動氣在，不問左右上下，一切不可汗。

脈浮大可汗。問病者，設利，爲虛，而不可汗也。浮而緊，可汗。太陽病，脈浮弱可汗；浮而數者，亦可汗。脈遲，汗出多，微惡寒，表未解，可汗。熱如瘧，此爲陽明，脈浮虛可汗。身痛，清便自調，可汗。

丹溪醫按

劉時覺　薛軼燕　校注

整理説明

丹波元胤《中國醫籍考》（人民衛生出版社一九五六年）據《國史經籍志》而著録《丹溪醫案》一卷，并標明「存」，但多年來一直未見其書，一九六一年版《中醫圖書聯合目録》也不載，向來以爲已佚。後檢一九九一年版《全國中醫圖書聯合目録》，發現蘇州醫學院圖書館藏有《丹溪醫按》清常熟楊鶴峰秘藏鈔本一卷，遂鈔録以歸，整理以供同好者。

一、《彦修醫案》的流傳佚事

戴原禮收集整理丹溪醫案，有《彦修醫案》十卷，其流傳過程頗有幾分傳奇色彩。

《明史·盛寅傳》記載，盛寅受業於同郡王賓。王賓字仲光，號光庵。「初，賓與金華戴原禮游，冀得其醫術。原禮笑曰：吾固無所吝，君獨不能少屈乎？賓謝曰：吾老矣，不能復居弟子列。他日伺原禮出，竊發其書以去，遂得其傳。」又據俞弁《續醫説》卷二「王光庵」條載，「金華戴原禮學於朱彦修，既盡其術，來吴中爲木客……仲光時爲儒，未知醫也，慕而謁焉，因咨學醫之道。原禮曰：熟讀《素問》耳。仲光歸而習之三年」，「時仲光雖得紙上語，未能用藥。原禮有《彦修醫案》十卷，秘不肯授仲光。仲光私窺之，知其藏處，俟其出也，徑取之歸。原禮還而失醫案，悔甚。嘆曰，『惜哉！吾不能終爲此惠也。』於是仲光之醫名吴下」。由此推測，原禮確實持有記載丹溪實踐經驗并經整理成書的醫案，這部《彦修醫案》有十卷之多，其收集整理者應該就是戴原禮。王賓也由於竊得醫案而醫術大進，名滿吴下。

原禮自至正三年二十歲時隨丹溪習醫，至至正十八年丹溪逝世，十餘年間每年十餘往返，聆受丹溪教誨，因此積累有大量丹溪醫案是很自然的事。據明永樂四年丙戌（一四〇六）禮部尚書鄭沂所撰《戴氏行狀》，謂其「壯歲游吴越間」。考《明史·張士誠傳》，士誠至正十七年降元，盤踞吴中，「又好招延賓客」，一時使得「諸僑寓貧無籍者争趨之」。原禮恐怕也屬聞風争趨者，以冀建功立業，但見張士誠驕奢情狀又甚失望，遂避名爲木客，爲人治病。時爲至正十九年（一三五九），丹溪逝世之次年，原禮三十六歲，而醫案被竊則是三年後的事。從這個時間表看，原禮整理醫案成書，是完全可能的。《行狀》又謂，原禮「嘗編《丹溪醫論》，已鎸梓」，這部《丹溪醫論》就是《金匱鈎玄》。《行狀》未及《彦修醫案》，似乎醫案被王賓所竊而流於他人之手，未及鎸梓，算不得原禮的正式著作。周學海曾説，「戴原禮節抄其師朱丹溪醫案中語」，掇拾成篇，重輯整理成《金匱鈎玄》一書。因此，無丹溪醫案就没有《金匱鈎玄》之作。

《彦修醫案》未及梓行，流傳範圍極爲有限，原禮秘藏而不示人的原因大概有二：一是需要時間對全部醫案消化吸收，校正加按，這一工作未及完成，則《醫案》還只是「半成品」；二是由《醫案》而重輯整理《金匱鈎玄》的工作未及完成，所以《鈎玄》「缺略如此」，「各類證治，殊不能全」，也是個「半成品」的樣子。正因爲如此，原禮才對醫案失竊「悔甚」，才嘆息惋惜，并非完全是吝惜的原因。王賓得《醫案》而成名醫。《明史·盛寅傳》又言，王賓「將死，無子，以授寅。寅既得原禮之學，復討究《内經》以下諸方書，醫大有名」。《稗史彙編》亦謂，「賓將死，以其書授盛啓東、韓叔暘云」。盛寅，字啓東，吴江人；韓叔暘，名文暐，武義人，爲宋韓琦十一世孫。二人於永樂中供職太醫院，後爲院判。《吴江縣志》有謂，盛寅弟盛宏、子盛僎、侄盛倫、孫盛愷，俱以醫世其家。又有劉敏、李思勉，亦俱傳其術者。這便指明了《彦修醫案》的流傳途徑，此後便不知所終了。但是，萬曆間徐春甫編纂《古今醫統大全》時引用「丹溪醫案」的資料，則明朝後期仍有流傳的「丹溪醫案」是否即《彦修醫案》，尚須考證。

二、關於《丹溪醫按》

《丹溪醫按》前有明洪武丁巳（一三七七）吴郡王行序，稱其書得之於王立方，并言：「問其所從得，曰金華戴氏肅齋父也；問戴氏所從得，曰義烏朱氏丹溪先生也。」丹溪之學「大行於浙東西而名重天下矣。肅齋當侍教之日，見先生用藥治病，病異而藥異，此固然也；有病同而藥殊，有病異而藥同，然病無不瘳者。肅齋從而録之，名曰『醫按』，猶法家出治之左券也。肅齋推而爲醫，已人之疾多奇驗，嘗授之立方，立方爲醫之良，未必不由是乎？」所述承傳關係是非常清晰的，也正是由於此《醫按》，王立方爲一時醫之良者。序言并以「緣病處藥不執故方」爲其師徒學術傳承授受的中心内容。

王行作序前距原禮《彦修醫案》失竊十五年，而這個王立方是否即竊書的王賓？王行并無直言，亦無其他字號事迹可考。考《戴原禮年譜》，至正二十四年（一三六四）戴母劉氏亡故，原禮自當返浙奔喪，次年又請宋濂爲父撰墓志銘；又四年，爲明洪武二年（一三六九），宋濂爲原禮撰《題朱彦修遺墨後》，謂「原禮以其學行於浙河之西，從之者日益多」。可知原禮最遲自至正二十四年起即離蘇返浙，醫事活動亦多在故鄉。所以在蘇州的醫事活動也就是至正十七年後至二十四年之前的一段時間，而《彦修醫案》失竊恰恰就是至正二十二年。想來原禮同時持有數部醫案，一部贈人，一部失竊，可能性不大，這個王立方應當就是竊書的王賓，而《丹溪醫按》應即《彦修醫案》，稱原禮「授之立方」，改竊爲授，意爲之諱。

方孝孺《遜志齋集》卷十有《與鄭叔度》，其中有曰：「敝親陳仲夷善醫而好學，聞戴原禮先生摹印得《丹溪醫按》及《格致餘論》，意欲求之，煩兄轉索一本。如戴公遠彦成處恐有望，宛轉求一本寄與之，以副其意。陳云此間人可遞書至昭仁許氏，故作此書。語無次，切冀恕之。不宣。」可見明初《丹溪醫按》與《格致餘論》同爲時人所看重，然僅戴原禮摹印所得，未及梓行，流傳範圍極爲有限，故只能仰仗方孝孺這樣的名人宛轉求致。

後一百餘年，成化甲辰張習跋語謂，《丹溪醫按》乃「其門人戴院使原禮所輯以成書者也。院使授之吾縣王立方氏，後致吳醫之良者皆爲先生之支委」，也是「仲光之醫名吴下」之意。張習又謂其得書經過：「吾友費克明世醫出以假予，謹詳觀其用藥，皆中和平易，治證不專攻偏守，可謂得醫家之王道者。遂挈之宦遊北南，遇調攝失宜，或僕從有患，倉急莫獲乎醫，則依所著稍加擴之，投劑鮮有不取效也」。大約此時該書流傳已多，得來并不太爲艱難。張習并言「烏敢自秘，圖梓溥傳四方，君子有意於衛生，當考求之哉」，但未見有刊本行世。

此常熟楊鶴峰秘藏鈔本則是清同治丙寅（一八六六）孟夏，「恐庵」得之吴門海鷗生，因囑從弟鏡湖手鈔，并校勘保存。海鷗生則得之於藝海樓，亦爲鈔本。海鷗生，吴中世醫，姓徐，字子晋。恐庵，當爲秘藏此本的常熟楊鶴峰，但自明中期的成化至晚清的同治近四百年間的流傳變遷，則不得而知。

這個大略的流傳過程，可以推知，《丹溪醫按》王立方得之於戴原禮，又以鈔本流傳於蘇州一帶，一直未有刊本行世。

《丹溪醫按》張習跋語謂其「載治證三十八，列條三百六十有六」，然統計其目録，合計三百五十六則，實有三百四十五則，缺失之數，大約是傳鈔過程中佚失。三百四十五則中，轉載於《名醫類案》《續名醫類案》《古今醫案按》等醫案專集者一百四十七則，約百分之四十二點六，而《名醫類案》《續名醫類案》二書共載丹溪醫案三百四十四則，出《丹溪醫按》者亦爲百分之四十二點六。兩個相似的百分比提示，現存《丹溪醫按》遠非丹溪醫案的全部。

須注意的是，《丹溪醫按》在某種程度上保留了義烏方言和地名，顯示作爲原始醫案材料的樸素特點。如「肚」字意爲「便下」，有作動詞運用的意味，如書中「肚瀉」「肚秘」「肚痢紫血」「肚帶溏滑」等説法，與常用的「腹部」之意頗有出入。又如「作勞」，用於體力勞動，有「吃力」「着力」「疲勞」之意；「不以多少」即「不管多少」，而更含有「約略」「不很準確」的意思；「用順流水蕩起」，「蕩」字有「摇晃」「打圈」的含義；指「小姑娘」爲「小娘」，稱「少許」「少量」爲「些少」，這些方言詞彙有鮮明的地方特色，現在仍然流傳於義烏一帶。筆者曾請教解放軍一一八醫院朱江先生，得知以上方言詞彙的準確含義，既加深了理解，也證實了其可靠性。朱江先生正是義烏赤岸人，他還告訴筆者，「倍磊」是一個距離赤岸約十里路的鎮子，陳姓爲多。《丹溪醫按》的小地名，都能在今天的義烏、東陽一帶得到證實，如金臺、青口、章宅、胡村、南山、車頭、楊宅、吴店、許宅等，至今仍存。有些地名，朱先生還作了補正，如書中「感村」「敢村」，應是一地，今爲「葛村」，而感、敢、葛三字義烏方言同音；沱村之「沱」，應爲「沈」字之誤，「喬汀」應爲「喬亭」，「山辨」當屬「山盆」，這些地名，非義烏當地人是無法寫出的。當然，由於年代久遠，方言的變遷，有些詞彙并不能得到證實，如「長桶」，從文義看應是「馬桶」之意，但現在就没有這種含義了。不過，這種語言特點，證實了其源出於浙江義烏一帶。

考《永樂大典》卷一四九四八有案：「朱彦修《丹溪醫按》：台州團浦陳氏婦年五十五歲，形氣俱實，富而神勞，味厚性急。嘗經水過多，醫每用澀藥止之。後病氣痛，胸腹共有積塊大小十三枚，遇夜痛甚。卧床屢月，飲食雖減，應接家事如故。其脈兩手皆澀而弱，此屢用澀藥，因致敗血積聚不行故爾。三月間，用蜀葵根煎湯，再煎人參、白术、陳皮、青皮、甘草梢、牛膝成湯，入玄明粉少許，研桃仁，調熱飲之。服至二貼，腹痛，下塊一枚；再并渣服，又下一枚。時以病久，好血耗竭，不敢急下塊，就於前藥中去葵根、玄明粉，徐徐服之，其後塊漸消而病安。」對照《丹溪醫按·癖塊》門第二二案，内容與此完全相同，只有個别字詞的差异，只是「台州團浦陳氏婦」作「婦人」，最後一句作「時以病久，好血耗竭，不敢再取塊，告伎窮而歸，復想此證患病雖重，其形質尚可受藥，但當去葵根、玄明粉，服之安」，《永樂大典》較爲精練簡潔，具體用藥則完全相同。另，《名醫類案·積塊門》「一婦因經水過多」案也與此大體相同，并且見於《金匱鈎玄》「癥瘕」門：「用蜀葵根煎湯，煎人參、白术、陳皮、青皮、甘草梢、牛膝成湯，入細研桃仁、玄明粉各少許，熱飲一服，可見塊下。病重，補接之後，加減再行。」内容一致，可以證明《丹溪醫按》的來源可靠。

《永樂大典》也稱爲「朱彦修《丹溪醫按》」，這似乎可以説明稱「醫按」比稱

「醫案」更接近原意。這也是《丹溪醫按》可靠性的證據之一。

丹溪之師許謙，字益之，死後謚文懿。《格致餘論·倒倉論》載案稱「吾師許文懿」，而本書《心脾痛》門第十六「許益之先生因飲食作痰成脾疼」，則稱其字。同屬一案，《格致餘論》著於丹溪晚年，許謙已卒，稱謚號，本書爲驗案記録，則稱字。這一微細的差别，表達著録時間的先後，也爲本書的可靠性提供了證明。

綜上所述，《丹溪醫按》應是丹溪臨床驗案的真實記録，應屬可靠。

三、《丹溪醫按》的内容與特色

《丹溪醫按》前有明洪武丁巳王行序，後有成化甲辰張習跋。

《明史》載：王行字止仲，號半軒，吴縣人。與高啓、徐賁、高遜志、唐肅等，號「北郭十友」，稱「十才子」。「洪武初，有司延爲學校師。已，謝去，隱於石湖。其二子役於京，行往視之，凉國公藍玉館家。數薦之太祖，得召見。後玉誅，行父子亦坐死。」著有《半軒集》等，事迹亦見《半軒集》後附載之杜瓊《王半軒傳》，鄒亮跋。《王半軒傳》詳其死：「未久，公以他事獲罪，連坐以歿，實洪武二十八年三月十二日，年六十五云。」

王行與丹溪弟子徐彦純及戴思恭之子伯兼交好，對丹溪之醫學推崇備至，《半軒集》中有多處述及。如《募刊朱彦修醫書疏》中云：「近世則南北數家，各專所學，由斯而下，繼者爲誰？惟丹溪處士！蓋其人乃白雲先生之弟子，欲究天人之際，深探周孔之言，遍讀古今之書，尤得軒岐之秘。蓋以廣於知見，故能多所推明，辨諸家失得，則聞所未聞，析至理幽微，而發所未發，非出乎其類者，孰能與於此哉！」對丹溪學説給予極高的評價，并倡議募捐刊行丹溪著作：「今其所著之簡編，第恐歷年而散失，欲鋟梓而傳遠，須好事以相成。大書深刻五萬餘言，稍出捐而可了；奥論微辭，數千之旨，於惠利以何窮。要看卷裏登名，便是筆端生意。」

《半軒集》卷六有《送戴伯兼還金華序》，其前半大略同《丹溪醫按》序，自原序「丹溪初從金華許文懿公學，年三十，以母多病始事乎醫」起，《送戴伯兼還金華序》作：「丹溪之道大行於浙河之東，其聲昭晰於東南而衍溢於天下，然不知焉學乃如是也。立方因以丹溪之所從得與其所自得，肅齋之得於丹溪與自得於己者，歷舉而詳陳之，然後乃知委之源焉，支之本焉。立方之於疾，所以論得其情效如其論者，良有自哉。立方曰，欲知丹溪之教人，當觀肅齋之教人，肅齋教人有曰：必先治己利欲之病，乃可治人氣血之病，徒論云乎哉？誠哉是言，立方之所聞如此，宜其學之至於是也。慨談此時，殆十有五年。肅齋嘗一西游，道經吴下，獲承下風而接緒論矣。予雖不事醫，肅齋則非泥於醫者，故夢寐有時而相親也。今年春，肅齋之子伯兼來吴，觀其尚氣有爲，論議高爽，家學之外，博及諸書，予不覺興嘆焉。夫於肅齋，固知有伯兼之爲之子，於伯兼，益以知肅齋之爲之父也。時云秋矣，伯兼告歸，好事者爲寫《孫太白還山圖》餞之，士大夫咸詩於圖上。立方謂予曰：子於肅齋父子間不無情矣，今伯兼歸，乃無言乎？噫！肅齋，予敬慕之矣，伯兼，予歆艷之矣，復何言哉？雖然，立方之情不可虚也，因書所以敬慕歆艷之者以爲諸詩之引焉。」從中可見王行及王立方與原禮父子的深情厚誼。

張習，字企翱，吴縣人。據《蘇州府志》載，爲成化己丑進士，授禮部主事，歷員外郎，出爲廣東提學僉事。喜古文詞，尤喜郡中遺文故實，一時號爲博雅，前輩文集多所梓行。嘗纂《蘇州志》，未成而卒。張習自幼即欽佩王行學識，在廣東提學任上，整理王行著作爲《半軒集》，張習在《刊半軒集後録》中説：「迨官廣東，重加釐正爲十二卷，總名之曰半軒集」，則專集不僅由張習整理校勘，其名亦張習所定。時維弘治辛亥，爲《丹溪醫按》跋語後七年。

由此，王行、張習二人爲《丹溪醫按》的序、跋作者，是最合適不過的了。《丹溪醫按》提供了丹溪醫療實踐的第一手資料，這是其首要的學術價值。保留原始醫案的原貌，則是《丹溪醫按》的特色。戴原禮收集丹溪醫案，需要時間消化吸收，校正加按，而由於失竊於王賓，這一工作未及完成，則《醫按》還只是「毛胚」和「半成品」。收録於《名醫類案》《續名醫類案》的丹溪醫案已經有了大量的修改潤色，遠非原貌。《丹溪醫按》的「毛胚」特性，更是原汁原味，保留了原貌，也就更有參考價值。

最典型的例子當數「腹痛」門第一案「一婦人四十五歲，生子多觸胎」，原案記録極爲詳細，竟至一千五百二十四字之多，同樣的内容收録於《名醫類案·癇》僅二百零一字。尤其是治療過程，《名醫類案》精簡殆盡，僅「乘其入内之時，用竹瀝、薑汁、參术膏等藥甚多，癇痛間作無度。乘痛時，灸大敦、行間、中脘，間以陳皮、芍藥、甘草、川芎湯調膏，與竹瀝服之無數。又灸太衝、然谷、巨闕及大指半甲肉，且言鬼怪，怒駡巫者。朱曰：邪乘虚而入，理或有之。與前藥佐以荆瀝除痰，又用秦承祖灸鬼法，哀告我自去。餘症調理而安」，寥寥數語。而《醫按》原文逐日記載，變化多端，有如住院病程録，詳盡細緻，占篇幅達一千一百七十餘字：第一天：爲灸大敦、行間、中脘，灌服竹瀝、薑汁大半鍾，得熟寢；藥後不復省人事一晝二夜，二便不通者五六日，耳目不用，爲針人中穴而呻吟，急灌以人參湯同竹瀝；又昏睡如前，以竹瀝調人參白术膏，二晝夜用人參一斤，白术二斤，得醒，又以竹瀝下人參膏；一晝夜後，又胸膈滿悶而身痛，忽又溺床甚多。先後五六天，反復昏睡不省人事，病情危急，衆皆棄之，而丹溪力排衆議，以爲「血少無神而昏」而積極救治。丹溪臨證處事，輕車熟路，舉重若輕，處置得當而轉危爲安。這些寶貴的臨床經驗在《名醫類案》中都被删節，没有體現，這就不能不是一大遺憾。此後，或癇不作痛作，或癇病大作，妄言無次，或狂言，或昏睡，或身痛，或腹痛，病情多變而丹溪從容爲治，終獲安痊，但《名醫類案》因過多删節就不能完整地反映丹溪的應答施治。

最有價值的當屬丹溪治療許謙的醫案，自七月十四日至九月初的一個多月間，逐日記述用藥及病情，詳盡細緻，曲盡變化，可以細細體會丹溪的治療心得、用藥次第，比起《格致餘論·倒倉論》略略數語，更富意義，讀者自可對照閱讀，細加體察。

當然，因《丹溪醫按》而第一次面世的衆多醫案，進一步充實了丹溪學術内容，其價值自不待言。

本書整理時，做了如下工作：

第一，底本正文各病目後附有序數「×」，係病目序號，如「風癇一」，自「諸血廿九」起，底本缺序號，已予補充。

第二，各案前序號「（一）」「（二）」等，爲編者所加。

第三，底本目録各病目後附有「××條」，係醫案數，因與正文標題不相合，已删去。其與正文醫案數目不合者附記於此：風癇附抽搐十二條，實十條；咳血六條，實七條；腫脹二十三條，實二十二條；泄瀉十二條，實十三條；脅痛五條，實二條；疝痛五條，實四條；癖塊十九條，實二十二條；黄疸十九條，實十一條；頭目十三條，實十二條。底本目録合計三百六十六條，實有三百四十五條。

第四，本書醫案多有轉録於《名醫類案》《續名醫類案》《古今醫案按》諸書者，編者分别出注，以便讀者比照閲讀。

第五，本書爲原始醫案，文字較爲樸素，《名醫類案》《續名醫類案》《古今醫案按》諸書載録時均有所修飾、改動，凡症狀、脈象、證候分析、方劑藥物與原意有重要差異者，出校注予以説明。三書所據版本如下：《名醫類案》，乾隆三十五年新安鮑氏知不足齋刻本；《續名醫類案》，光緒十一年信述堂刻本；《古今醫案按》，光緒二十四年吴江李氏重鐫烏程龎氏藏板刻本。

劉時覺　薛軼燕

二〇一二年八月十八日

目録

序

王　行

予嘗見學於醫者咸論病據方而用藥，未有論藥製方而已疾者；嘗有誨予醫，亦曰治某病以某方，以某方治某病而已。然竊疑之。病多變而無常，方一定而有限，以有限之方應無常之病，吾恐其有時而窮也。既而告予者曰：欲求緣病處藥不執故方，論得其情而效如其論者，今惟王立方氏爲然。予聞造之，聽其論，殊不類常聞也，因而質焉，根據深遠，博而扣之，援引精切，予大嗟異。問其所從得，曰金華戴氏肅齋父也；問戴氏所從得，曰義烏朱氏丹溪先生也。丹溪初從金華許文懿公學，年三十，以母多病始事乎醫，根本二書，旁搜衆論，博採精詳，附會折衷，數年而恍然有得。爲書數萬言，推明醫道，著藥而不著方，深契古人之旨。是以一時咸宗，朱氏之學遂大行於浙東西而名重天下矣。肅齋當侍教之日，見先生用藥治病，病異而藥異，此固然也；有病同而藥殊，有病異而藥同，然病無不瘳者。肅齋從而録之，名曰「醫按」，猶法家出治之左券也。肅齋推而爲醫，已人之疾多奇驗，嘗授之立方，立方爲醫之良，未必不由是乎？乃以示予，洎爲之序。予知醫之良，良在用藥究病，讀夫書得於心奏夫效，綽綽然無少拘閡，正猶農之爲稼，耕耘既力，浸灌以時，馴致有秋之獲，而爲農之良者。此先生之醫，肅齋之醫也，亦立方之醫也。彼臨病執方，拘拘切切，覬夫治效，宜夫效反不臻。盍於是而觀焉？

洪武丁巳春二月吉吴郡王行序

風癇一

（一）盧孺人因怒手足强直，十指如束，左脈弦虚，右脈弦大而强，稍堅。此風木治脾土，宜速瀉肝氣，助肺金，補脾土之陰。黄連二錢，南星、白术一錢，人參、黄芩、天麻、川芎、木通、陳皮、青皮半錢，甘草二錢。右作一帖，煎取一盞，入薑汁令辣，再沸，熱飲。

（二）某孫女胎中受濕熱，午後發搐，唇黑面青，每小作一次。未半周，難與藥，且釀乳飲之。白术八錢，陳皮、半夏、芍藥、青皮五錢，人參、川芎、木通三錢，黄連二錢，甘草一錢，黄芩三錢。右分作八帖服，效。

（三）一婦人懷妊六月，發癇，手足揚直，面紫黑色，合眼涎出，昏憒不省人事，半時而省。醫與鎮靈丹五十餘貼，其疾而作而止并無減，證直至臨産方自愈。産一女，蓐中子母皆安。次年其夫疑其丹毒必作，求論治。脈浮取弦，重取滑〔一〕，按至骨則沉實帶數。時正二月，因未見癎證發，此未敢用藥，意其舊年癎發時乃是五月，欲待其時，度此疾必作，當諦審施治。至五月半後，其疾果作。皆是巳、午兩時。遂教以防風通聖散自製，生〔二〕甘草中加桃仁，多紅花，二服或吐，至四劑，疾發漸疏而輕，爲疥而愈〔三〕。

（四）巡檢夫人癎，通聖散二錢半，薑三片煎，下犀角丸三十粒而愈。

（五）盛氏婦年三十餘歲，五月間新産十餘日，左脚右〔四〕手發搐，氣喘不得眠，面部口鼻黑氣起〔五〕，診其脈浮弦而沉濇，右手爲甚。余意其受濕證，遂問懷妊時曾大

〔一〕「滑」：《古今醫案按》作「濇」。
〔二〕「生」：疑當作「去」。
〔三〕本案可參閱《名醫類案・癎》，亦見《古今醫案按》。
〔四〕「右」：《名醫類案》作「左」。
〔五〕「黑氣起」：《名醫類案》其下有「口臭」二字。

渴思飲否。彼云：娠妊三個月，常喜愛虀湯茶水。遂以黄芩〔一〕、荆芥、木香、滑石、白术、檳榔、陳皮、川芎、蒼术、甘草、芍藥，至四服後加桃仁，又四服而漉漉有聲，臟腑大下，視之皆如水晶塊，大者如鷄子黄，小者如蝌蚪粉數十枚。遂搐定喘止，遂於前方中去荆芥、黄芩〔二〕、檳榔、滑石，加當歸身、茯苓，與調理其血，至十帖遂安〔三〕。

（六）徐道濟子年十七歲，五月間因有所羞愧，忽然而時發昏，兩手搐動如狂狀，時作時止，發則面紫黑，睪丸能動，左過右，右過左。有數醫用金箔鎮心丸、抱龍丸、妙香散、定志丸等藥，不效。予見其脈微弦，六至，輕重皆有。斷之曰：此内素有濕熱，因激起厥陰相火，又有時令之火，不合有麝香之藥；况脾〔四〕病當先救脾土，時諸藥多燥血壞脾者。遂用黄連爲君，人參爲臣，浸酒芍藥和白陳皮爲佐，生甘草爲

〔一〕「芩」：《名醫類案》作「芪」。
〔二〕「黄芩」：《名醫類案》無。
〔三〕本案可參閱《名醫類案·産後》。
〔四〕「脾」：《名醫類案》作「肝」。

使，生薑一小片煎，至服八帖而安〔一〕。

（七）樓舍人口眼斜，先自左邊牙痛來。半夏、蒼术五錢，白术一錢半，桂枝、炙甘草二錢，黄芩。右煎後入薑汁一半。

（八）坦奶奶痰中後心下迷悶汪洋，食少倦怠。白术一錢半，蒼术、半夏、茯苓一錢，川芎一錢，薑二片。

（九）陶安人身體肥壯，久患瘙癢，因自投風藥，揍成虚證，身上麻木無力，口苦乾，小便數。白术二兩，陳皮、芍藥、黄芩一兩，茯苓七錢半，當歸身七錢，黄芪、人參、川芎、青皮、蒼术、木通五錢，黄柏酒炒三錢，五味九枚，炙甘草。右每下黄精丸三十枚。

（十）小姐風丹癢。白术七錢，炒枳實五錢，炒芩四錢。右爲細末，分八帖煎湯，下黄精丸四十粒，食前。

〔一〕本案可參閲《名醫類案·癇》。

風寒二

（一）一男子素嗜酒，因暴風寒，衣薄，遂覺倦怠，不思飲食者半月，至睡後大發熱，疼如被杖，微惡寒。天明診之，六脈浮大，按之豁豁然，左爲甚。予作極風寒〔一〕治之，以人參爲君，黄芪、白术〔二〕、當歸爲臣，蒼术、甘草、陳皮、通草、乾葛〔三〕爲佐使，大劑與之。至五帖後，遍身汗如雨，凡三易被，得睡，覺來諸證悉除〔四〕。

（二）浦江鄭兄年二十餘，九月間發熱頭痛，妄言見鬼。醫與小柴胡湯十餘貼，熱愈甚。予視其形肥，診其脈弦大而數，左之太甚，遂作虚證治之。以人參、白术〔五〕

〔一〕「極風寒」：《名醫類案》作「極虚受風寒」；《續名醫類案》作「虚極受寒」。
〔二〕「白术」：《續名醫類案》作「芍」。
〔三〕「乾葛」：《續名醫類案》無。
〔四〕本案可參閲《名醫類案·惡寒》《續名醫類案·温病》。
〔五〕「人參、白术」：《名醫類案》作「蒼术」。

爲君，茯苓、芍藥爲臣，以黄芪爲佐，加附子一片爲使，與二帖而證不減。或曰：脈弦數大，發熱而又不渴，附子誤矣。予曰：虚甚誤投寒凉之藥，人肥，左大於右，事急矣。非附子一片，參、术〔一〕焉能有急效？再與一帖，乃去附子而作大劑與之，五十餘帖，得大汗而愈。又自補兩月，氣體猶未平復〔二〕。

（三）六四弟女發熱感冒風冷。蒼朮一錢，麻黄、人參半錢，甘草些少。

（四）盧兄年四十五歲，自來大便下痢〔三〕，脈來遲澀，面黄人倦者一年。九月，因勞倦發熱，已自服參蘇飲兩帖，續早起小勞遇寒，兩手與面皆紫黑，昏仆。少時却蘇省，大發熱，妄言口渴，身痛至不可眠，脈三五不調，微帶數，重取虚豁，左大於右。以人參二錢半，麻黄二錢，黄芪一錢，白术二錢，當歸半錢，與五六帖。得睡，醒來大汗如雨，日後再熱，脅痛咳嗽，若睡時嗽不作，而安〔四〕語且微寒。診之，脈似

〔一〕「术」：《名醫類案》作「芪」。
〔二〕本案可參閲《名醫類案·内傷》。
〔三〕「痢」：《古今醫案按》作「血」。
〔四〕「安」：《古今醫案按》作「妄」。

前而左略帶緊。此體虚再感風，再與前藥加半夏、茯苓，十帖，再得大汗而安。但身倦怠，不可久坐，不思食，用前補中益氣湯中加〔一〕凉藥，加神麯、半夏、縮砂，五十七帖安〔二〕。

（五）吕仲修年六十六歲，正月間忽忍飢冒寒作勞，頭疼惡寒發熱，骨節皆疼，無汗。至次日妄語時止時作，然亦不十分失次。彼自服參蘇飲兩帖，汗不出；又服一帖，以衣裳被覆取汗，汗大出而熱不退。至第四日，予診其脈，兩手皆洪數而右〔三〕手爲甚，此因飢而胃虚，加之作勞，陽明雖受寒氣，不可攻擊，當急以大補之劑回其虚，俟胃氣充實，自然寒汗出而解。遂以黄芪、人參、白术、當歸身、陳皮、炙甘草，每帖加附子一片，一晝夜與五帖，至第三〔四〕日，口稍乾，言語有次。諸證雖解，

〔一〕「加」：《古今醫案按》作「去」。
〔二〕本案可參閲《古今醫案按·傷寒》。
〔三〕「右」：《名醫類案》作「左」。
〔四〕「三」：《名醫類案》作「五」。

熱尚未退，遂去附，加芎、藥〔一〕；又過兩日，思食，却作肉羹間與之；又二日，精神全；又三日，其汗出熱退，脈雖不散，洪脈尚存。予講：此脈洪當作大脈論，年高而誤汗，此後必見虛證。又與前藥至十日，言：我大便自病以來不更順，凡十三日矣。今穀道迸痛，虛生努責，狀如不堪。患者自欲用大黃、巴豆等劑。予曰：大便非實閉，是爲氣因誤汗虛，不得陽氣充腹，無力可努。仍用以前藥補，間以肉汁粥及鎖陽粥與之，一日半，濃煎葱椒湯浸下體，方下大便軟塊五大枚。診其脈仍大未斂，此氣血猶未復，又與前藥。經兩日，小便不通，小腹妨悶，但仰卧則滴點而出。予曰：補藥復未至。於前倍加人參、黄芪，大劑與兩日，小便小利，又服補藥半月，方出房門，又半月而安〔二〕。

（六）杭州葉君章，臘月因齋素，中飢而冐〔三〕寒作勞，遂發熱頭痛。宋仲名與小

〔一〕「芎、藥」：《名醫類案》作「芍藥」。
〔二〕本案可參閲《名醫類案·内傷》。
〔三〕「冐」：《名醫類案》作「胃」。

柴胡湯，自汗神昏耳聾，目不見物。予診其脈大如指，似有力，熱不退。予與人參、黄芪、白术、熟附、炙甘草作大劑與之，一日而汗少，二日而汗止，熱減半，耳微聞，目能視。初用藥至四日，前藥中加蒼术與之，得而熱除。本日去蒼术、附子，又與前藥，作小劑服，三日安〔一〕。

寒熱三

（一）趙孺人夜間發寒後便熱，丑寅時退，起來口渴，食少無味且不化，腹略痛而泄，倦怠，或用事則熱，而亦眼壅〔二〕，又不耐風寒，亦怕熱。白术、芍藥炒、陳皮、歸身一錢，茯苓、人參半錢，炒柏、炒芩、木通、牡丹皮、縮砂三錢，甘草炙二

〔一〕本案可參閱《名醫類案·内傷》。
〔二〕「亦眼壅」：《續名醫類案》作「赤眼氣壅」。

錢。右下保和、實腸丸各三十丸〔一〕。

（二）陸小娘年近二十，發熱，開目則甚渴思水〔二〕，便〔三〕澀而濁溷，此食痰也。乾葛一錢，黄連、桔梗二錢，片芩、木通、白术、陳皮半錢，甘草三錢。右煎，下保和丸二十粒，四服而愈〔四〕。

（三）朱兄勞傷發熱，當作注夏治之。白术一錢半，黄芪、人參、白芍藥、木通半錢，炒柏、陳皮、升麻、炙草四分。

（四）王孺人因辛苦發熱。芍藥五錢，白术五錢半，人參、當歸三錢，陳皮一錢，川芎半錢，甘草五錢，木通錢半。

（五）施官人年三十餘，不可勞動，勞動則發熱，脈弦而大，左右手短而澀在右手。予語：此必酒病，或濕傷血。又問之過少勞則促之力，小便或時赤。白术二錢

〔一〕本案可參閲《續名醫類案·寒熱》。
〔二〕「開目則甚渴思水」：《名醫類案》作「開目則熱甚，渴思水解」。
〔三〕「便」：《名醫類案》作「脈」。
〔四〕本案可參閲《名醫類案·火熱》。

〔一〕本案可參閲《名醫類案·火熱》。

半，芍藥一錢，當歸、黄芪、人參、陳皮、厚朴、川芎五分，茯苓、甘草炙、木通四分。右煎，下青礞石丸五十粒。

（六）丈夫倦甚，口乾發熱，汗不出，眼瞤。陳皮三錢，人參、白术、白芍藥、

柴胡二錢，生芪一錢，木通半錢，甘草炒。右分四帖，熱飲。

（七）丈夫倦甚，口乾發熱，汗不出。陳皮三錢，人參、白术、蒼术、乾葛一錢

半，生芪、木通一錢。右分四帖，諸證皆退，再與下藥補胃：人參、白术、陳皮四

錢，木通一錢。

（八）丈夫因恐，發熱心不安。南星、茯苓五錢，朱砂二錢。已上六帖，再用：

人參、當歸、柴胡三錢，黄芩、川芎、木通二錢，甘草半錢，紅花些少。右分四帖，

水二盞半，取金銀器同煮，取一盞，去渣調服〔一〕。

（九）丈夫因勞役發熱甚倦，不可作傷寒治之。人參四錢，芍藥白、當歸、陳皮

三錢，黄芪二錢半，蒼术二錢，木通一錢半，甘草些少。

（十）婦人患注夏，手足酸軟而熱。白术一錢半，炒柏、芍藥白、陳皮、當歸一錢，蒼术半錢，甘草生些少，薑二片。

（十一）一女子年二十餘，在室，素强健。六月間發煩，困憊不食，凡發時欲入井，六脈皆沉細而微〔一〕弱，兩日後口微渴。衆爲病暑治，不效。四日後加嘔，而人瘦，手心極熱，喜在暗，脈漸伏而妄言。予急製《局方》妙香丸如芡實大，以井水下一丸，過半日許，大便與藥俱出，病仍不減；遂以麝香水洗藥，以針穿二竅，次日以凉水下，大便利，藥復出，病猶未退；又以麝香水洗藥，拭乾，用麝香少許包之，次日又針穿三竅，凉水送下，半日許，大下痰數升，是夜得睡，困頓伏枕，旬日而愈。因記《金匱》云：昔肥而今瘦者，痰也。遂作此藥治之〔二〕。

（十二）一人五月内譫語大發熱，身體四肢不能舉，善冷飲。其脈洪大而數。遂用黄芪、茯苓濃煎如膏，却用凉水調與之。三服後，病者昏睡如死狀，但顔色不改，

〔一〕「微」：《名醫類案》作「數」。
〔二〕本案可參閲《名醫類案・痰》。

氣息如常。次早方醒，諸證悉退而安〔一〕。

（十三）陶明節年十九，凡農作不憚勞。一日，勞倦大發熱而渴，恣飲冷泉數碗。次日熱退，目不識人，語言謬誤，自言腹痛不能轉側，飲食不進，身戰掉不能自持。又二日來告，急脈之，兩手澀而大，右爲甚。遂於氣海灸三十壯，白术二錢，黄芪一錢，熟附一片，陳皮半錢〔二〕，與十帖，不效，反增發熱，餘證仍在，可進一二匙稀粥。予曰：此氣欲和而血未應也。於前藥去附，加當歸酒浸以和血，因有熱加人參半錢，與三十帖而安〔三〕。

（十四）一婦人年十八九，因大不如意事，遂致膈滿不食，因循累月，瘦憊不能起坐。至午間發熱面赤，至酉、戌後熱退赤亦退，至夜則小便數，每行數滴，六脈皆沉澀而短小，重取皆有，左右一般，經水雖按月準，數滴而已。予曰：此不遂〔四〕而氣

〔一〕本案可參閲《名醫類案·暑》《古今醫案按·傷寒》。
〔二〕「陳皮半錢」：《名醫類案》無。
〔三〕本案可參閲《名醫類案·内傷》。
〔四〕「遂」：原脱，據《名醫類案》補。

鬱胃口，有瘀血而亦虚，中宫却食鬱氣以成疾。遂補瀉兼施，以白术二錢，人參一錢，茯苓一錢，紅花一豆大，帶白陳皮一錢，煎取濃汁一盞，食前熱飲之。少頃藥行，復與半匙粥；又少頃，以神祐丸減輕粉、牽牛，細丸如芝麻大，津咽十五丸，一晝夜二藥各進四服；至次日，方食知有味；又次日，食少進；第三日，則熱退，不赤；如此至七日，飲食如舊〔一〕。

（十五）周木道年逾三十，得惡寒病，服附子數日，益重，甚以綿蒙首。診其脈弦而似緩，予以江茶入薑汁、香油些少，吐痰一升許，減綿大半；又與通聖散去大黄、芒硝，加地黄、當歸，百餘帖而安〔二〕。周甚喜，予曰：未也。燥熱已多，血傷已深，須淡食養胃，内觀以養神，則水可生而火可降，附毒必消。後勇於仕進，不守戒忌，病安之後官於婺城，巡夜冒寒，非附子不可以療，而性怕生薑，只得以猪腰子作一片，煮附，三帖而安。予曰：只可急歸。知其附毒易發，彼以爲迂，後果發

〔一〕本案可參閲《名醫類案·鬱》。
〔二〕「又與通聖散……而安」：《格致餘論》無。

背而死〔一〕。

（十六）徐三官六月間發熱，大汗惡寒，戰栗不自禁，口甚渴。予曰：此必暑證。其脈微虚細弱而數，其人好賭，致勞而虚，遂以人參竹葉煎湯，調五〔二〕苓散加辰砂。八帖而愈〔三〕。

（十七）一色目婦人年近六十，六月内常覺惡寒戰栗，喜啖熱御綿，多汗如雨，其形肥肌厚。已服附子三十餘，但渾身癢甚，兩手脈沉澀稍大。知其熱甚而血虚也，以四物湯去川芎，倍地黄，加白术、黄芪、炒柏、生甘草、人參，每帖二兩重，與二帖。腹大泄，目無視，口無言，予知其病熱深而藥無反佐之過也。仍取前藥炒熟與之，蓋借火力爲向導。一帖利止，四帖精神，四十帖病安〔四〕。

（十八）蔣氏婦女年五十餘，形瘦面黑，六月喜熱惡寒，兩手脈沉與澀，重取似

〔一〕本案可參閲《格致餘論·惡寒非寒病惡熱非熱病論》《名醫類案·惡寒》。
〔二〕「五」：《名醫類案》作「四」。
〔三〕本案可參閲《名醫類案·暑》。
〔四〕本案可參閲《名醫類案·惡寒》。

數。以三黄補丸以薑汁下之，每三十粒。二十帖微汗而安。彼以積熱、痼冷爲叙方之篇目，其得失可知矣〔一〕。

痰飲四

仁十二孺人，虚而有濕痰，膈上有熱。白术、滑石一兩，陳皮、木通三錢，甘草一錢炙。右爲末，分六帖。

瘧疾五

（一）浦江洪宅一婦人病瘧，兩日一發，飲食絶少，經脈不行已三月矣。其脈兩手皆無。時正臘月，極寒治之，遂以四物湯加吴茱萸、附子，神麯爲丸與之。予自以

〔一〕本案可參閲《局方發揮》《名醫類案·惡寒》。

爲處未當，次早再診視，見其梳洗無異平時，言語行步，并無倦怠。予驚曰：前藥誤矣，經不行者，非血也，爲痰所礙而不行也；無脈者，非血氣衰少而脈絶，實乃積痰生熱，結伏而不見耳。當作實熱痰治之。遂以三花神祐丸與之。旬日後，食漸進，脈亦稍出，一月終，六脈俱出，但帶微弦，瘧尚未愈。予謂：胃既合，春深經血自旺，不必服藥，使可自愈。教其淡滋味節飲食之法，半月而瘧愈，經亦行矣〔一〕。

（二）王孺人舊因瘧疾再發，勞心勞力又發熱重，頭與骨節俱痛，痰多惡心食少。與此方：人參、芍藥、陳皮各一兩，白术一兩半，川芎、柴胡、當歸各七錢，甘草一錢。右分十帖，薑三片。

（三）理五官病，脅有一塊在左邊，此瘧母也。川芎三錢，白术五錢，青皮醋炒半兩，三棱醋炒六錢，柴胡三錢，木通三錢，甘草半錢，桂枝三錢。

（四）理七官人久瘧，至春左脅有塊，漸長過中脘，脈弦。桂枝二錢，柴胡五錢，白术一錢，木通五錢，甘草炙一錢，川芎五錢，黄連三錢，半夏五錢。右分九帖，薑

〔一〕本案可參閲《名醫類案·瘧》。

三片，下保和丸二十五丸，温中三十丸。

（五）楊道秀久瘧，脈弦沉細，自是來此，下焦有濕。蒼术半錢，白术一錢半，陳皮半錢，木通半錢，甘草二錢，半夏一錢。右分二帖，入生薑汁仍炙。

（六）馮官人發瘧，脈弦有汗。人參五錢，黄芪五錢，黄連三錢，白术二錢，芍藥半錢，茯苓三錢，黄芩五錢。右分作二帖。

（七）朱秀四十餘，患瘧，發熱頭痛，腹急膈滿，咳嗽。此食不節，有痰。白术一錢半，陳皮二錢半，半夏三錢，黄芩二錢，木通二錢，桔梗一錢半，青皮一錢半，腹皮一錢，甘草半錢。

（八）何太十孺人瘧發久，脈弦大稍數，重按無力稍澀，氣口稍大實滑。此食積發寒熱夕作。白术三錢，柴胡四錢，蒼术三錢，炙甘草三錢，芍藥二錢，木通二錢。右水煎，下保和丸。

（九）盧兄瘧後因辛苦再發，脈大弦而浮。此血傷也，宜補之。人參半錢，白术一錢，黄芩四錢，歸尾半兩，炙草二錢，白芍藥一錢，黄連三錢，生地黄、茯苓各半錢。右作一帖，熱飲，仍灸大椎穴五壯。

（十）何儀十親家由恣食，瘧，無時不渴，肚腫不得卧，面黄倦。犀角屑、木通二錢，白术二錢，川芎、炙草各二錢，陳皮、半夏各一錢，蒼术半錢。右煎，下保和丸二十粒，温中丸二十粒，抑青丸二十粒。

（十一）富小娘瘧後左脅下有塊，小便少。青皮、三棱各五錢，白术二錢半，柴胡、木通各三錢，厚朴二錢，甘草一錢，薑一片。右煎，食前熱飲之。

（十二）義一姐瘧間日作，兼痢，脈虚甚，身痛。宜活血補胃，待虚補回，却挨積。人參三錢，白术半錢，蒼术一錢，滑石炒一錢，陳皮一錢，白芍藥半錢，當歸一錢，炙草些少，研桃仁七枚。藥後病退，唯脈稍弦，身倦怠，用此調補：人參、半夏各九錢，蒼术、陳皮各三錢，木通二錢，川芎一錢，炙草些少。右煎取三之一飲之，可淡粥，帶少飢，静坐調養。

（十三）何主首子年二十，瘧間日作，頭痛惡寒爲甚。麻黄一錢，半夏五錢，白术三錢，青皮三錢，木通二錢，蒼术二錢，桂枝一錢半，炙草二錢。

（十四）王二官瘧後，面黄脚瘦，倦怠，食飽則氣急頭旋。白术一錢半，黄芪、蒼术、炒朴、陳皮各一錢，炒柏三錢，木通二錢，炙草。

（十五）陳一之子二歲，間日瘧。白术二錢，蒼术一錢半，半夏、陳皮、木通各一錢，麻黄半錢，炙甘草些少。

（十六）何主首瘧作，間兩日發，寒自足起，發口渴身痛，頭腰已上有汗。白术二錢，黄芪一錢，蒼术二錢，柴胡二錢，芍藥、木通各一錢，麻黄半錢，青皮二錢，炙草三分。

（十七）馮宅婦人年二十餘，且乳而瘧發重，微渴，其脈左手虚，右手虚大，食少。白术一錢半，陳皮二錢，木通半錢，炒朴、牛膝、茯苓各半錢，蘇梗三分，炙草二分。右薑三片，煎服。

（十八）馮孺人瘧而浮腫，大便自利。人參三錢，白术炒一錢半，半夏、陳皮各一錢，蒼术炒、川芎、白芷各半錢，木通六分，甘草炙二分。

（十九）寄子三十餘，久瘧虚甚，盗汗，得咳嗽，來便熱，夜甚。白术一錢半，防風二錢，黄連、人參、黄芪各半錢，乾薑一分，甘草些少〔一〕。

〔一〕本案可參閲《名醫類案·瘧》。

（二十）五官年四十，瘧間兩日而發，始者善啖，至春作腫，大小便秘，食少面浮口渴。白朮一錢半，厚朴、牛膝、滑石煅各一錢，川芎半錢，腹皮三錢，桃仁九個，木通一錢半，甘草二分半。右薑三片，同入藥煎服。

（二十一）王舅瘧，左弦甚，右略澀，將退時略有汗。人參三兩，半夏、白朮、柴胡、蒼朮、青皮各五錢，木通半錢，甘草些少。右分五帖，煎取三之一，去渣，入薑汁小半盞，露一宿，空心温令熱服。

（二十二）婦人患瘧而産，腹痛。蓋女胎有積血，以瘧藥調活血藥。半夏一錢，人參、白朮半兩，没藥、木通、蒼朮、青皮三錢，黄芩半錢，陳皮、甘草五錢。右分四帖，薑三片，煎八分，調下四味藥末。

（二十三）丈夫瘧，脈弦細不數，每日戌、辰、午、未自作。此太陰證，又爲濕熱。白朮、陳皮、大腹子、當歸、木通、厚朴各五錢，青皮一錢半，川芎二錢，木香一錢，甘草半錢。右分十二帖，煎，食前服。

（二十四）婦人四十四歲，患瘧無時，肚腹漸脹而鳴，得氣稍寬，病作時則渴。半夏三錢，白朮、陳皮、厚朴、黄芩三錢，木通、川芎二錢，大腹一錢半，甘草半錢。

（二十五）洪德謙寵人，年十九歲，滋味厚，身材小，患痎瘧月餘，兩日發作於申後〔一〕。頭痛身熱，口乾寒多，喜飲極熱辣湯。診其脈兩手俱伏，而色慘晦，遂作實熱痰治之。以十棗湯末，以粥爲丸如芥子大，每服十粒，以津咽之，日三次。令淡飲食，半月後大汗而愈〔二〕。

（二十六）一男子三十五歲，由連日作勞，勞發散爲瘧。醫與瘧藥，三發後變爲發熱，舌短言語不辯，喉間痰吼有聲。診其脈似〔三〕數似滑，與獨參湯加竹瀝二蚶殼許；兩服後，吐膏痰三塊，舌頗正而言可辯，餘證未退。遂煎人參黄芪湯半月，而諸證皆退；粥食調補二月，方能起視立而安〔四〕。

（二十七）陳伯大性急好酒色，奉養厚，適有方事，多憂怒。患久瘧，忽一日大發熱，大便所下皆積滯極臭，大孔急，極痛，呻吟不絶，其孔陷下，囑付後事。予

〔一〕「申後」：《名醫類案》作「申酉」。
〔二〕本案可參閲《名醫類案·瘧》
〔三〕「似」：《名醫類案》作「洪」。
〔四〕本案可參閲《名醫類案·瘧》。

曰：此大虚也，脈皆弦大而浮。遂以瓦片敲令圓浄如銅錢狀，燒紅投童便中，急取起，令乾，以紙裹熨痛處，其時寒，恐外寒乘虚入也。以人參、當歸、陳皮濃煎，温與之，淡滋味半月而安〔一〕。

痢疾六

（一）二十九官人肚痢食少，墜赤積，身熱。木通一錢半，芍藥炒、陳皮、白术、滑石各半兩，甘草半錢。右分四帖同煎，下與點丸、保和丸各十丸。

（二）八孀産，患痢，脈細弦而稍數，後裹急。用滑石三錢，芍藥、白术、木通各二錢，枳殻炒一錢半，黄芩一錢，甘草五分〔二〕。

（三）一男子年五十餘，肚痢，晝有積痰淡紅色，夜無積，食自進。先與小胃丹兩服，先四十，次六十，去積，却與斷下丸。

〔一〕本案可參閲《名醫類案·瘧》。
〔二〕本案可參閲《續名醫類案·痢》。

（四）婦人患痢墮胎，産後爲滿，食少痢不止，脈虚，左手尤甚。白术一錢半，訶子煨二錢，滑石、芍藥、茯苓、蒼术半錢，乾薑四分。右作細末，下保和丸四十粒。

（五）青田人肚痢紫血，下墜逼迫，不渴不熱。白术、芍藥一兩，陳皮、枳殻炒、歸身、滑石半兩，炙草〔一〕。右分八帖，下實腸丸三十粒〔二〕。

（六）丈夫辛苦，勞後肚痢白積。滑石一兩，陳皮、白术各六錢，芍藥半兩，黄芩三錢，甘草炙半錢，桃仁三十枚。

（七）丈夫因酒多，下血肚痛，後重成痢。滑石半兩，連翹、黄芩、木通、芍藥、枳殻、白术二錢，甘草一錢〔三〕。右分四帖〔四〕。

（八）小兒噤口痢釀乳法：川朴二錢，枳殻三錢，白术、芍藥半兩，滑石一兩，木

〔一〕「炙草」：《續名醫類案》其下有「桃仁二十六個」六字。

〔二〕本案可參閲《續名醫類案·痢》。

〔三〕「甘草一錢」：《續名醫類案》其下有「桃仁二十一枚」六字。

〔四〕本案可參閲《續名醫類案·飲食傷》。

通三錢，陳皮二錢，甘草五分。右分四帖，研桃仁七枚，水兩盞半煎一盞，與乳母。

咳嗽七

（一）陳孺人，年五十餘，嗽或發或止，此時有清痰寒作熱，食少，面浮虚淡黄色。陳皮、青皮、白术、芍藥各五錢，麻黄二錢，木通、乾生薑各五分，黄芩二錢半，甘草炒、防風四分。右分七帖，五味七枚，煎三分一。

（二）崇慶和尚，因醉飽食，發熱咳嗽而有脅痛，渴，不安眠。柴胡、黄芩、白术、陳皮、桔梗、木通各二錢，人參、麻黄各一錢半，甘草一錢。右分三帖。

（三）胡安人六十八，惡寒發熱，自四月來得嗽疾，眠不得，食少，心膈痛，口乾，其嗽五更頗甚。白术三錢，枳殼炒、陳皮各二錢，芍藥二錢半，片芩一錢半，蘇梗葉、麻黄、桔梗各一錢，木通五分，甘草炙些少，五味十一枚，入竹瀝。

（四）舍人，夜嗽多，脉大而浮，與三拗湯加知母、黄芩、生薑，煎。

（五）七九孃，嗽有痰。桔梗二錢，半夏一錢半，蒼术一錢，陳皮、茯苓各五分，甘草二錢，薑片。

（六）二十三孀，感嗽冷，脅痛多痰。陳皮、半夏、枳殼炒各三錢，黄芩、桔梗、蒼术各一錢半，麻黄、木通各一錢，甘草些少，薑二片。

（七）施孺人，傷風未解，兩足下腫，冷嗽多，不吐痰，頭眩。蓋其性急又臨月。麻黄三錢，紫蘇梗三錢，桔梗二錢，陳皮、白术各一錢，黄芩、木通、炒枳、蒼术五分，甘草炙二錢。

（八）吕十四孺人，怒氣後，寒熱咳嗽，食少肚泄。白术一錢半，黄連、陳皮、茯苓各一錢，人參半錢，縮砂三錢，甘草二錢，薑三片。調潤肺散治嗽。

（九）男子五十二歲，舊年因暑月入冷泉作勞，患瘧，後得嗽疾，發熱，痰如稠黄膠。與下項丸藥，仍灸大椎、風門、肺俞穴五處。半夏一兩，白术七錢，茯苓、片芩、陳皮、桔梗、枳殼炒、石膏煅紅半兩，僵蠶炒二錢，五味一錢半。右神麯丸，薑湯下。先與三拗湯黄芩白术二帖，每夜與小胃丹十丸，少攪其痰。

（十）有患體弱得凉，患嗽有沫，夜間作。此外凉遏内熱脾濕而成。半夏七錢，陳皮、茯苓、枳殼、芍藥半兩，僵蠶炒、防風三錢，生薑片、訶子肉、五味、麻黄去根二錢。右細末，神麯糊爲丸，白术湯下六七十丸，一日四五次，無時。

（十一）婦人患嗽，頭痛身膈痛。陳皮二錢，人參、川芎、麻黄、枳殼一錢，黄芩一錢半，乾薑、甘草、桔梗五分。右分二帖。

（十二）婦人患身痛而嗽，食少。黄芩、白术、芍藥三錢，川芎二錢，木通五分，紫蘇一錢半，甘草三分。右分四帖，熱服。

（十三）一男子年五十餘，患咳嗽，惡風寒，胸膈痞滿，口燥乾，心微痛，兩手脈浮緊而數，左大於右。蓋表盛裏虚，問其人，平日嗜酒肉，素有食積，又因行房，又往來涉寒水，且冒雨又忍飢，歸後繼以飽食酒肉而病。先用人參每服四錢，麻黄連根節一錢半，與二帖；咳嗽止，惡風寒除，於是改用厚朴、枳實、陳皮、青皮、瓜蔞、半夏爲丸，與二十餘帖，用人參湯送下，痞滿亦除〔一〕。

（十四）伯温年近四十餘歲，滋味厚，素患嗽疾。可與通神丸、神脾丸和匀，食前以薑湯下五六十丸。後以津咽小胃丹十粒，日服六服。

〔一〕本案可參閲《名醫類案·咳嗽》。

（十五）裏城人多嗽，倦怠，脈不數，兩手洪大而長，勞證無熱。白术、炒芩、黄芪各一錢，陳皮、蒼术、茯苓、甘草炙各五錢，炒麯七分，川芎，五味七枚。右薑二片同煎。

咳血八

（一）台州林德芳，年三十餘歲，得嗽而咯血，發熱，肌體漸瘦。衆醫以補藥調治數年，其病愈甚。予診其脈，六脈皆澀。予曰：此因好色而多怒，精血耗少；又因補塞太過，榮衛不行，瘀血内積，肺氣壅遏不能以降内。肺壅非吐不可，精血耗少非補不可，唯倒倉法二者俱備，但使吐多於補〔一〕耳。兼灸肺俞五次而愈〔二〕。

（二）鄭仲本年二十餘，三年因心痛服丹、附等藥，上氣，病膈與脅迫脹，觸不

〔一〕「補」：《名醫類案》作「瀉」。
〔二〕本案可參閱《名醫類案·血證》。

快便，時嗽咯出血，氣形漸瘦，大便燥而難，脈弦數，夜間略發熱，食稍減。已與燈籠草和節麻黄細末，以白术、桔梗、木通、甘草湯調下十餘服，病減半。令與通聖散去石膏爲丸，龍薈丸同以桃仁湯下之。

（三）婦人年五十六歲，盛夏吐紅痰，有一兩聲嗽。白术一錢半，人參、陳皮、茯苓各一錢，防風、桔梗各五分，乾薑、甘草生各二錢。右煎三之一，入藕汁二文蛤殻，再沸，帶熱，三宜〔一〕丸同服〔二〕。

（四）仲本年二十七，因吃熱補藥，又妄自學吐納，以致氣亂血熱，咳有痰，消瘦，遂與行倒倉之法。

（五）王會之膈間有一點氣便痛，似有一條垂應，在腰與小腹亦痛，大率偏在左邊，肝部有惡血行未盡也。黄連半兩，滑石、枳殻、桃仁各一兩，柴胡三錢，甘草生二錢，黄丹炒三錢，紅花一錢。右細末，每一錢半，以蘿蔔自然汁煎湯飲下。

〔一〕「宜」：《續名醫類案》作「黄」。
〔二〕本案可參閲《續名醫類案·吐血》。

（六）王二十四丈，發熱脅痛，嗽有紅痰，口渴大便秘，倦怠，脈稍數而虚。詢之，發熱後曾飲水一碗。病因飲食不節，成積痰發，又冷水傷胃氣成虚，傷脈成痰。白术一錢半，人參、陳皮各一錢，川芎二錢，茯苓〔一〕、桔梗、甘草炙各五分，芍藥五分。右作一帖，煎八分，入竹瀝二分共一盞，再沸，熱下龍薈丸二十，治嗽玉參散三五帖〔二〕。

（七）一男子三十三歲，因勞倦連夜不得睡，得痰疾如黄白膿，嗽不出。時初春大寒，與小青龍湯四帖，遂咽喉中有血絲腥氣逆上；兩日後覺血腥多，有血一綫自口左邊出，一茶匙頃遂止，如此每晝夜十餘次。診其脈弦大爲甚。人倦而苦於嗽，予謂勞感寒邪，以甘辛燥熱之劑以動其血，不急治恐成肺痿。遂與人參、黄芪、當歸身、白术、芍藥、陳皮、炙甘草、生甘草、不去節麻黄煎熟，入藕汁與之，兩日而病減嗽止；却於前方中去麻黄，又與四日而血證除，脈之散大皆未收斂，人亦倦甚，食少；

〔一〕「茯苓」：《續名醫類案》作「黄芩」。
〔二〕本案可參閲《續名醫類案·虚損》。

遂於前藥除藕汁，加黄芩、縮砂、半夏，至半月而安〔一〕。

喘逆九

（一）七三娘喘，遇冬則發，此寒包熱也。解表則熱自除，枳殼炒三錢，麻黄、防風、黄芩、桔梗各三錢，陳皮二錢〔二〕，紫蘇五葉，木通一錢半。右分四帖，煎小半盞，熱飲〔三〕。

（二）開二教體虚，感寒發嗽，氣喘難卧。半夏、炒枳殼各一錢，麻黄、防風各半錢，桂枝三分，蒼术、片芩、白术半錢，杏仁五枚，甘草炙，薑三片，木通〔四〕。

〔一〕本案可參閲《名醫類案·咳嗽》。
〔二〕「陳皮二錢」：《續名醫類案》無。
〔三〕本案可參閲《續名醫類案·喘》。
〔四〕「木通」：《名醫類案》其後有：「此方半夏爲君，兼解表三方，前一方爲熱多而設，後一方爲寒多而設也。」本案可參閲《名醫類案·喘》。

（三）小兒十四歲，哮喘十日則發一遍。此痰在上焦，不得汗泄，正當九月中，宜温散，仍以小胃丹佐之。温中散加〔一〕麻黄、黄芩二錢，右每服共一錢半，入薑汁，研細末，以水盞半，再滚和渣飲之；每服臨睡時，與小胃丹十二〔二〕粒，津下之〔三〕。

（四）女子十二歲，自小得喘疾。白术、陳皮、青皮半兩，麻黄、木通、大腹皮、片芩三錢，蒼术、桔梗二錢，甘草五分，乾生薑一錢〔四〕。

（五）丈夫因喘不可卧，肺脈沉而澀。此外有風凉濕氣，遏内熱不得舒。黄芩、陳皮、木通一錢半，麻黄、蘇葉、桂枝一錢，黄連，甘草些少，乾生薑五分〔五〕。

（六）婦人年六十，自來無汗，多痰。今得喘病，眠不得着。與青州白丸，先與飲之：半夏半兩，枳殼炒四錢，桔梗、陳皮、木通、黄芩二錢，麻黄錢半，紫蘇

〔一〕「温中散加」：《續名醫類案》作「遂以」。
〔二〕「十二」：《續名醫類案》作「三十」。
〔三〕本案可參閱《續名醫類案·哮》。
〔四〕本案可參閱《續名醫類案·喘》。
〔五〕本案可參閱《名醫類案·喘》。

二錢，防風一錢，甘草炙五分。右分五帖，薑三片，水二盞，煎小盞，入竹瀝兩蚶殼，熱服。

（七）婦人與前方，發熱得汗而喘定，夜半進少稀粥，喘再作，心痛口乾，又與下方：半夏、炒枳殼二錢，黄連、白术二錢，木通、陳皮一錢半，麻黄、紫蘇一錢，甘草五分。

腫脹十

（一）一男子患病以久〔一〕而腹脹，脈不數而微弦，重取則來不滑，輕取皆無力。與四物湯去熟地黄，加厚朴、白术，入薑汁服之〔二〕。數服而〔三〕小便利一二行，腹脹

〔一〕「病以久」：《名醫類案》《續名醫類案》作「久瘧」。
〔二〕「與四物湯去熟地黄，加厚朴、白术，入薑汁服之」：《名醫類案》作「與三和湯三倍术入薑汁」。
〔三〕「數服而」：《名醫類案》其下有「瘧愈」二字。

減，隨又小便短少。予作氣血兩虚，於前藥中入人參、牛膝、當歸，大料劑服四十餘帖而愈。利小便爲先〔一〕。

（二）金臺一安人，七十一歲，好濕麪，至此時得帶下病，亦惡寒淋瀝。工與荷花鬚、柴胡等藥，發熱，所不愈；又與縮砂、豆蔻藥，以其食少也；腹漸脹滿，氣喘滿，又與葶藶藥，不應；又與禹餘糧丸，愈甚；又與崇土散。予脈之，兩手洪濇，輕則弦長而滑實，至是喘甚不得卧。此本是濕麪釀停，濕在足太陰、陽明二經，水穀之氣爲濕所抑，不得上昇，遂成帶下淋瀝。理用外舉之劑以補氣和血治之，而工反與濕藥，宜其轉增身病。遂與人參生肺之陰，以拒火毒；台朮以補胃氣，除濕熱，行水道；桃仁去皮尖祛瘀生新，郁李仁行積水血；通草佐之；犀角解食毒，消腫；同檳榔治聚之氣。作濃湯，下保和丸藥。又疑素豢養，有内積，加阿魏小丸同咽之。四五日後，氣漸消，腫漸下，又加補腎丸以生腎水之真陰，只兩三日後，漸有向安之勢而得

〔一〕本案可參閲《名醫類案・腫脹》《續名醫類案・瘧》。

睡，食有味矣。又兩日後，加與點丸以驅逐肺家積熱〔一〕。

（三）楊理五孺人，瘧，産後腹滿略渴，不斂，肺却虚。白术炒二錢，陳皮五錢，芍藥炒極熱二錢半，厚朴、木通、川芎各二錢，甘草些少。右每加海金砂一錢，分四帖煎，下保和丸二十五粒。

（四）白舉人小兒五歲，身面腹俱脹。梔子炒一錢，桑皮炒一錢，黄芩二錢半，白术、蘇梗各錢半。右分三帖，水一盞煎。

（五）朱秀才因久坐受濕，能飲酒，下血，苦澀藥兜之，成腫疾而肚足皆遍，口渴中滿，無力少汗，脈澀而短。此血爲濕氣所傷，法當行濕順氣，清熱進食化積。滑石六錢，白术五錢，木通三錢，朴、乾葛、蒼术一錢，甘草稍炙五分。右分四帖，蘇葉七片，薑一片，煎至三之一，熱下保和丸、與點丸十五丸，温中五十丸〔二〕。

〔一〕本案可參閲《名醫類案·帶下》。
〔二〕本案可參閲《續名醫類案·濕》。

（六）吴孺人，胃中有積，發爲腫，成瘡疥。身倦食少，惡寒發熱，脈虚而沉。白术一兩六錢，滑石二兩，木通、川芎、生地黄半兩，黄芩、腹皮、連翹四錢，紫蘇五錢，甘草二錢半。右煎，下保和丸三十五丸。

（七）王三九孺人，浮腫，膈腹滑泄，口舌而渴，小便赤少，脈虚而豁大稍遲。此有濕病。爲人性急。滑石一兩，陳皮四錢，蘇梗、白术、川芎、木通，厚朴各一錢，腹皮一錢半，甘草梢五分。右分六帖，用順流水煎，下保和丸二十五丸，瀉青丸十丸，廿日愈。

（八）婦人産後浮腫，小便少，口渴，惡寒無力，脈皆沉。此體虚而有濕熱之積，必上焦滿悶，宜補中通水行氣可也。白术二兩半，陳皮一兩，川芎半兩，茯苓三錢，木通六錢。右煎，下與點丸二十五丸。

（九）張郎二十歲，舊秋得腫疾，午前上甚，午後下甚，口渴乏力，脈澀弱，食亦少。此氣素清，汗不能自出，鬱而爲痰。與灸三里、肺俞、大椎、合谷、水分，又與此方：白术一錢半，陳皮五分，黄芩、紫蘇、木通、海金沙、腹皮一錢半，乾葛炒、厚朴、茯苓皮三錢，甘草二分。右作一帖，十帖愈〔一〕。

（十）朱恕八哥，肚腫因濕病起，至五月，因病酒左脅有塊，兩足時亦腫。白术一錢，三棱醋炒、木通、陳皮、炒朴、海金沙各半錢，腹皮、桂枝各三錢，甘草五分。右煎湯，下保和丸二十丸，温中丸、抑青丸十丸。

（十一）有弟小娘，食積挾濕，手足生瘡，腹滿面浮，口渴食少，膈滿，小便少，大便實。白术一兩，陳皮五錢，黄芩、葛、朴、川芎各三錢，腹皮二錢，木通五分，甘草炙，薑三片。

（十二）南二孺人，面浮肚脹。白术、滑石炒各五分，川芎、蒼术、朴半錢，陳皮一錢，炒葛、苓各半錢，腹皮三錢，甘草炙。

（十三）楊主首年三十三，因瘧和安之後，食豆腐齋飯成脹在膈上，小便亦少，不思食，口渴，脈弦而濇。此胃中有瘀血。白术錢半，陳皮、木通、枳實、川芎、芍藥各半錢，朴三分，蘇梗、甘草炙各二錢。右研桃仁九枚，煎，下保和丸五十丸。

〔一〕本案可參閲《續名醫類案·腫脹》。

（十四）盧節婦，二十餘，半月之前夜發熱，面先腫，次及身腫，足腫，肚亦略腫，口渴思冷水，食略減。白术、蒼术各一錢半，木通一錢，山梔四枚，川芎一錢，麻黄六錢，乾葛二分，甘草梢些少，大腹皮五分〔一〕。

（十五）寄子年五歲，痘後腹急。白术一錢，陳皮、木通各五分，犀角屑、川芎、白芷、蘇梗、甘草炙各三錢。

（十六）馮官人因有濕積，時令温熱，右腿少陽分發疽瘡如掌大，癢甚。兩手脈俱洪緩略數，面目手足皆虚腫，膈中午前痞悶，午後腫到足則膈寬。白术、連翹各一錢，黄芩、枳殼炒、蒼术、陳皮、木通各五分，甘草梢三分。右研入薑汁煎服。

（十七）女子年三十餘歲，腫滿有熱，服藥得安。但兩足節不退，肚内自覺尚有熱，脈却平矣。飲食如昨。白术一兩，郁李仁兩半，蘇梗、木通、條芩、檳榔、枳殼炒半兩，青皮一兩，甘草梢一錢。右分十帖，細研郁李仁，以順流水三盞湯起煎一盞，食前熱飲。

〔一〕本案可參閲《續名醫類案·腫脹》。

（十八）丈夫脾有熱，腎有虚，胃有積，得腫疾。或進或退，口乾，或氣喘，醫連日退，脈軟而細。以其形肥，不以爲忌。白术四錢，芍藥、地黄三錢，連翹、當歸二錢，青皮一錢半，人參、木通、羌活、黄芩一錢半，甘草、紅花。右分五帖，下保和丸。

（十九）丈夫氣上，肚或膨脹。此下虚所致。陳皮、連翹、人參、木通、歸須、白芍、地黄、川芎二錢，甘草五分。右分五帖，下保和丸。

（二十）潘達可女年十九，禀受頗厚，患腹脹滿，自用下藥，利十數行。時腫無增減，來求治。診其脈皆大，略按即散而無力，全無數意。予曰：此有表證反攻裏，當死。賴禀受厚，時又在室，尚可挽回，壽損矣。急於四物湯加人參、白术、和白陳皮、炙甘草，煎服。至半月後不退，又自用蘿蔔種根煎湯澡浴兩度，時腫稍增。予曰：表病攻裏，已自難救，今又虚其表，事急矣。於前藥去地黄、芍藥，加黄芪，倍白术，大劑濃煎湯飲，又吞人參白术丸。十日後如初病時，又因吃難化物，自利，遂以參术加陳皮爲佐，吞肉豆蔻、訶子爲君，山楂爲使，粥和丸吞之。又四五十帖安。

（二十一）孺人五十餘歲，素多怒，因食燒肉，次早面浮，絶不思食，倦怠，脈浮〔一〕沉澀，獨左豁大。予作體虚有痰，氣爲痰所隔不得降，當補虚利痰藥爲主。每日早以二陳湯加參、术，大劑與一帖，後探令吐出藥；辰時後，與索矩三和湯三〔二〕加白术；至睡後，以神祐丸七丸以撓其痰。如此一月而安〔三〕。

（二十二）馮令八官，素飲食不知飽，但食怒淺一日〔四〕。忽遍身發腫，頭面加脹，目亦不可開，膈滿而築，兩足麻至膝而止，不可見風，陰器挺長，其左脈沉，重取不應，右三部短小，却和滑。遂令單煮白术湯空心飲一盞，探吐出之；食後白术二錢，麻黄半錢，川芎半錢，防風三分作湯，下保和丸五十粒，如此者兩日。吐中得汗，上截居多，遂腫寬眼開，氣順而食進。却於前方中去麻黄、防風，加术三錢重，木通

〔一〕「浮」：《名醫類案》無。
〔二〕「三」：《名醫類案》其下有「倍」字。
〔三〕本案可參閲《名醫類案·痰》。
〔四〕「怒淺一日」：《續名醫類案》作「肉必泄」。

草〔一〕各半錢，下保和丸五十丸，五月安〔二〕。

吃逆十一

洪孺人年二十六歲，夏月因事爲長上所阻，怒氣抑鬱不舒，須熱浴，湯熱不可近，怒氣復增，悶絶昏倒，乃以衣遮掩就房。就須臾，吃逆大作，每一聲必渾身爲之跳躍，仍復昏悶，神昏，凡三五息一作，脈不可診。予曰：此膈有痰連，爲怒氣所鬱，痰熱相搏，氣不降而逆，非吐則不可。是夜半又事出倉卒，適有人參蘆二兩重在彼，濃煎湯飲之，大吐稠痰二升許，通身得汗，目腫夜半而安〔三〕。

〔一〕「木通草」：《續名醫類案》作「木通、通草」。
〔二〕本案可參閱《續名醫類案·腫脹》。
〔三〕本案可參閱《名醫類案·咳逆》《古今醫案按·呃逆》。

泄瀉十二霍亂附

（一）一富家子十四歲，面黄，善啖易飢，非肉不食，泄瀉一月來求治。脈之兩手皆大，怪其不甚疲倦；以爲濕熱，當脾困而食少，今反形健而食多，且不渴。予意此必疳蟲作科也，取大便視之，果疳蟲所爲。適往他處，有小兒醫在側，教其用去蟲藥治之，禁其弗用去積藥，約回途當爲一看診，其利止矣。至次年春夏之交，其積瀉復作，不痛而口渴。余曰：此去年治蟲而不治疳故也。遂與疳熱之藥濃煎白术湯下之，三日而瀉止。半月後偶過其家，見其人甚瘦，予教其以用白术爲君，芍藥爲臣，川芎、陳皮、黄連[一]，入少蘆薈爲丸，煎白术下之，半月而止。禁其勿食肉與疳物，三年當自愈[二]。

（二）賈宅婦人方十八歲，腹泄，面黄乏力，脈浮大而數。此有熱積。滑石一兩

[一]「黄連」：《名醫類案》其下有「胡黄連」。

[二] 本案可參閲《名醫類案·瀉》。

炒，白术一兩，茯苓、神麯炒、陳皮各五錢，黄連、黄芩、乾生薑各一錢。右粥爲丸，山楂子湯下五十丸，食前。

（三）王兒腹瀉，此受寒凉爲病。白术、蒼术二錢，乾薑、茯苓、厚朴一錢，甘草三分。右細末，每服一錢半，煎，和滓服。

（四）仁七姐之子，吐瀉有積，與小胃丹二十粒，作兩次吞之。

（五）周歲小兒，吐乳腹瀉。白术炒二錢，滑石煅三錢，乾葛一錢，陳皮一錢，甘草炙二分。右細末，煎飲之。

（六）四八官人患泄瀉，小便赤，少食倦怠，脈弱。此受濕爲病，當補脾凉肺。白术、滑石、黄芩、人參、川芎半兩，木通、陳皮三錢，生薑二錢，甘草炙一錢。右分八帖。

（七）婦人肚泄，左手脈弱。此自來欠血，面帶黄多年，當作虚而濕治之。滑石六錢，白术半兩，陳皮、當歸一錢，朴、木通、川芎□〔一〕錢，甘草炙五分。右分六

〔一〕□：《醫學綱目·泄瀉》作「一」。

帖，薑三片。

（八）丈夫酒多，痛泄久不愈，又自進附、椒等，食不進，泄愈多。滑石、黄芩半兩，黄連、椿皮〔一〕、連翹、生〔二〕乾薑三錢，陳皮二錢〔三〕。右細末，以粥爲丸，下百丸。〔四〕

（九）丈夫肚瀉，胸痞不渴。半夏三錢，蒼术、白术、青皮、木通、紫蘇一錢，良薑五分，甘草。右分三帖，薑三片，水兩盞。

（十）丈夫病熱退未盡，食太早，口渴倦甚，肚瀉心煩，脚冷。人參、滑石三錢，柴胡、白术、陳皮二錢，木通一錢半，甘草五分。右分四帖，煎七分，下保和丸十五丸。

（十一）朱仲符年近七十，右手風攣多年，七月内患泄瀉，百藥不愈。診其左手

〔一〕「椿皮」：《續名醫類案》作「樗皮」。
〔二〕「生」：《續名醫類案》無。
〔三〕「陳皮二錢」：《續名醫類案》無。
〔四〕本案可參閲《續名醫類案·飲食傷》。

浮滑而洪數，予曰：此本陰分有積痰，肺氣所鬱，不能下降，大腸虚而作泄，當治下〔一〕焦。遂用蘿蔔子加漿水蜜探之而吐，得痰一塊碗大，色如琥珀，稠粘如膠。利遂止，不服他藥〔二〕。

（十二）怡六官霍亂泄多，吐中口渴，脚轉筋。滑石五分，白术、蒼术、厚朴、乾葛、陳皮一錢半，木通一錢，甘草些少。右薑三片煎，下保和丸四十丸。

（十三）丈夫因辛苦發熱，腰脚痛，吐瀉交作。白术、滑石、陳皮二錢，木通、柴胡一錢半，人參一錢，甘草五分。作一帖服。

心脾痛十三

（一）一婦人年四十餘歲，因二十年憂患後心痛，或可按，或不可按，食甚減，

〔一〕「下」：《名醫類案》作「上」，且有按語「治上焦妙」。
〔二〕本案可參閱《名醫類案·瀉》。

口渴而不能飲水，形瘦骨立。心痛止則頭痛，痛無常處，頭痛止則心痛作，夜間全不寐，大便七八日一行，堅小而黑，而出亦難。與四物湯加陳皮、生甘草，前後約百餘帖，病雖不增，却無退減。予曰：此〔一〕久爲火抑鬱，氣不得行，由是血亦蓄塞，遂成污濁。氣壅則頭痛，血濁不行則心痛，通一痛也，治肺當自愈。遂效東垣清空膏例，以黄芩細切，酒浸透，炒令赤色，爲細末，以熱白术湯下，頭上稍汗；如此與十帖餘，漸漸汗出通身及膝而止，諸痛皆愈。因其膝下無汗，形瘦病久，小水數，大便澀，兩手皆見澀脈，當議補血以防後患，問其猶思水而不飲，遂於四物湯加陳皮、生甘草、桃仁、酒芩，補之自安〔二〕。

（二）蔣氏子年十六，久瘧方愈，十日而心脾大痛，兩手脈皆伏，痛稍緩時，氣口緊盛，餘皆弦實而細。予曰：此宿食病也。詢之，因食冷油煎餷子。遂以小胃丹津咽十餘粒，仍斷飽食。經三日，凡與小胃丹十二次，痛不作，至晚下忽人痛連兩脅。

〔一〕「此」：《名醫類案》其下有「肺」字。
〔二〕本案可參閲《名醫類案·心脾痛》。

予曰：此必與穀太早。問之果然，遂斷其飲食，亦不與藥。蓋宿積已因小胃丹而消其痛，新穀與餘積相并而痛，若又攻擊，必大傷胃氣，所以不與藥。又斷食三日，其家人恐以爲不救，時有怨言。予曰：六日不能食，不可與之，强禁不與食方成，待候時其索食與較量，方可與之。至夜更餘，心嘈索食，予先用白术、黄芩〔一〕、陳皮作丸子，遂以熱湯下七八十丸止其嘈。其家欲以粥與之，余曉之曰：適間方飢也，乃餘飲未了，因氣而動，遂成嘈雜，親若以爲飢而與粥，又似前矣。其家若欲與，余詢病者，膈間若莫尚秘，答曰：我亦飢作，必繩之滿悶，今雖未甚快，然亦未嘗思食。過二時，又索食，余又以前丸子與之。如是一日，又一晝夜，飢不作而其人亦昏困思睡。余教以用稀粥，減平日之半，兩日愈。後禁其雜食，調理半月而安〔二〕。

〔三〕監縣之閽年五十餘，春末心脾疼，自言腹脹滿，手足冷過膝肘，須綿裹火烘，胸襟取熱，却再掀露，得風凉則快，脈皆沉細，并稍重則絶，輕則似弦而短，口

〔一〕「芩」：《名醫類案》作「連」。
〔二〕本案可參閲《名醫類案·心脾痛》。

乾渴而喜熱飲，穀肉全不食。遂以草豆蔻丸〔一〕加黄連、滑石、炒麯爲丸，白术爲君，茯苓爲佐，陳皮爲使，作湯送下一百丸，服至二斤，諸證皆愈〔二〕。

（四）感村婦人五十七歲，氣痛不可按，漸漸痛至月。青皮、芍藥各三錢，川芎、陳皮二錢，炒柏、木通一錢，甘草炙些少。右分三帖熱服。

（五）王郎心痛，膈有塊。白术、青皮二錢，芍藥、木通、川芎、蒼术一錢半，甘草些少。右作一帖煎，下保和丸三十丸。

（六）明五院君，出外怒歸，膈痞痛不思食，脈沉弦稍數。此氣鬱不通也。半夏、青皮、枳殼各二錢，黄芩、芍藥各半錢，木通一錢，甘草二分。右薑三片，煎取半盞，下保和丸三十粒。

（七）楊淳三哥年六十，食積痰作痛在心頭或在腹肋，脈加弦，遺食甚少，大便秘實。此濕積也，宜生血行氣，進食磨積補虚。白术、炒麯、半夏各七錢半，郁李

〔一〕「草豆蔻丸」：《名醫類案》其下有「三倍」二字。
〔二〕本案可參閱《名醫類案·心脾痛》。

仁、當歸身尾、芍藥、陳皮、山楂五錢，川芎、人參二錢，柴胡三錢，紅花五分，桃仁三十枚。右細末粥丸，一日三次，食前白湯下四五十丸。

（八）四六嫂，因食生菜青梅發昏，冒雨不知人，口乾肚滑，今已能言，但説心下痞痛，無力。半夏一錢半，白术、滑石、片芩、蒼术各錢半，陳皮一錢，木香三錢，甘草炙些少。

（九）王七之嫂，怒後氣痛，脈沉不思飲食。青皮、半夏二錢，陳皮、黄芩、芍藥半錢，柴胡半錢，木通三分，甘草炙二分。右，薑三片煎。

（十）勝保心痛，用小胃丹津下十五丸。

（十一）女子患氣痛要揉者，曾服烏沉湯有效，又再發。陳皮六錢半，半夏、青皮半兩，芍藥三錢，木通、川芎二錢，桔梗一錢，甘草錢半。右分五帖，薑三片。

（十二）婦人脾疼帶脅痛，口微乾，問已多年，時尚秋熱。二陳湯加乾葛、川芎、青皮、木通，下蘆薈丸二十丸〔一〕。

〔一〕本案可參閲《續名醫類案·脅痛》。

（十三）婦人患氣痛，喜食熱物。二陳湯、木通、薑五片，煎下保和丸。

（十四）婦人患氣痛〔一〕連兩脅、胸背皆痛，口乾。青皮、半夏五〔二〕錢，白术、黄芩、川芎三錢，木通、桔梗〔三〕二錢半，甘草炙半錢。右分六帖，薑三片煎，熱服〔四〕。

（十五）一男子三十六歲，得心痛病十八年，因以酒飲牛乳，病發時飲食無礙。得病八年後，雖盛暑及沐浴、飲食皆無汗，中間更醫不一，悉以丁、附諸丹等藥治之，至是黄瘦食減，若不勝衣。痛作時須以一物壓之，診其脈三至，弦弱而濇，未風先寒，大便或秘或泄，苦呑酸。七月内，遂以二陳湯加白术、黄連、黄芩、桃李仁、澤瀉，每旦用此藥飲而出之，所吐皆酸苦黑水雜以浸爛木耳片者。凡兩月，近二百餘帖，濇脈漸退，至數脈微添。忽一日，診其脈絶弱微有充滿之狀，時正立冬後，頗覺暄暖，意其必欲作汗，又意其氣血未充，汗難以發，投以人參、黄芪、當歸、芍藥、

〔一〕「痛」：《續名醫類案》作「暈」。
〔二〕「五」：《續名醫類案》作「一」。
〔三〕「桔梗」：《續名醫類案》其上有「陳皮」二字。
〔四〕本案可參閲《續名醫類案·脅痛》。

陳皮、半夏、甘草。調補兩日，此時痛雖緩，每晝夜一二作。至第三日，與麻黄、蒼术、當歸、川芎〔一〕、甘草等藥，才下咽，目忽下視，口噤，面無神色。予呼之不應，見其四肢不收，急以左手抱其頭就於床，以右手大拇指掐其人中，須臾蘇，通身汗如雨。自此痛不復作，但困倦食少耳。續有大爲吞酸所苦，每晝夜六七作，時有酸塊自膈間上築咽喉，遂悉罷諸藥，則以黄連濃煎取冷，伺酸塊欲上時以冷黄連飲，適與之，其塊則回。如此六七次，半日許，其他亦除，於是罷藥，淡粥調養之。又過三個月，時已交立春節旬餘，中脘處微有脹急，面帶青色，氣急喘促。時天氣尚寒，意謂脾土因久病衰弱，木氣行令，此肝凌脾也，急以索矩三和湯與之，至四日安〔二〕。

（十六）許益之先生因飲食作痰成脾疼；後累因觸冒風雪，腿骨作痛。衆皆以脾疼骨痛爲寒，雜進黄芽、歲丹、烏、附等藥治十餘年，間以艾火灸數萬計，或似有效。及痛病再作，及覺加重。至五十一歲時，又冒雪乘船而病愈加，遂至坐不可起，

〔一〕「川芎」：《名醫類案》無。
〔二〕本案可參閱《名醫類案·心脾痛》。

起亦不能行，兩胯骨不能開合。若脾疼作則胯骨痛處稍輕，若飲食美，脾疼不作，則胯骨痛却增。諸老袖手。予謂：初因中脘有食積痰，繼以冒寒濕，抑遏經絡，血氣不行，津液不通，痰飲注入骨節，往來如潮，其涌而上則爲脾疼，降而下則爲胯痛，非涌泄之法不能治之。時七月十四日，遂以甘遂末一錢重入猪腰子内煨與食之，連泄七行，至次早兩足便能步。至八月初三日，嘔吐大作，卧不能起，亦不能食，又加煩躁，氣弱不能言語。諸老皆歸罪於七月之瀉，或以爲累年熱補之誤，皆不敢用藥。余嘗記《金匱》云：病人無寒熱而短氣不足以息者，實也。其病多年鬱結，一旦以刀圭之劑泄之，徒引動猖狂之勢，未有制御之藥，所以如此。仍以吐劑達其上焦，次第治及中下二焦。初五日，用瓜蒂吐不透；初七日，用藜蘆吐不透，而嘔噦煩躁愈甚；初八日，又以苦參吐不透；初九日，用附子尖三枚，和漿水一碗與之，始得大吐，其嘔噦方止。前後所吐共得膏痰涎沫一大桶。初十日，遂以朴硝、滑石、黄芩、石膏、連翹等凉藥㕮咀一斤，熬濃汁，放井中令極冷飲之；十一日至十四日，服前藥盡此一斤；十五日，腹微滿，大小便閉。予欲大承氣湯，諸老責云不可；十六日，六脈皆歇於卯、酉二時，餘時平匀如舊。予曰：卯、酉，手足陽明之應，此乃大腸與胃有積滯不散所致，當速瀉之。諸老争不已，十八日遂作紫雪半斤；十九日早，雪成，每用一小匙，以新汲水化下；二十日平旦，已服紫雪盡五兩重，神思稍安，腹滿亦減，遂收紫雪不用；二十一日爲小便閉作痛所苦，遂飲以蘿蔔子汁半茶鍾，隨得吐，小溲立通；二十二日，小腹滿痛，不可捫摸，神思不佳，遂以大黄、牽牛作等分水丸，服至三百丸；至二十三日巳時，下大便如爛魚腸二碗許，臭穢可畏，是夜神思稍安，診其脈不歇至矣；二十四日，又大便迸痛，小腹滿悶，神思不佳，遂以牽牛大黄丸服四百丸，腹大痛殆不能勝者一時許，腰胯重且墜，兩眼火出，不能言，方瀉下穢物如柏油條一尺餘，肛門如火燒，凉水沃之，片時方定；二十五日，至此顆粒并不入，言語并不出聲；至二十七日，方啜稀粥四半盞，始有生意。至九月初四日平安。其脈自嘔吐至病安日，皆是平常弦大之脈，惟中間數日歇至少異爾。至次年復行倒倉法，方步履如初〔一〕。

〔一〕本案可參閱《格致餘論·倒倉論》。

痛風十四

（一）一男子年近三十，滋味素厚，性多焦怒，秋間於髀樞左右發痛一點，延及膝脾，晝静夜劇，痛處惡寒，口或渴，或不渴，或痞。醫用風藥及補血藥，至次年春，膝漸腫，其脈痛甚，其食漸減，形漸羸瘦；至春末，膝漸腫如枕，不可屈伸，診其脈大頗實不甚，大率皆數。知其小便必數而短，遂作飲食痰積在太陰陽明治之。酒炒黄柏一兩，生甘草梢三錢，生犀屑三錢，蒼术鹽炒三錢，川芎二錢，陳皮半兩，牛膝半兩，木通半兩，芍藥半兩，遇熱加條芩二錢。爲末，每三錢重與薑汁同研細適中，以水蕩起，煎令沸，帶熱食前飲之，一日夜四次。與之半月後，數脈漸減，痛漸輕，去犀角，加牛膝、敗龜版半兩，當歸身尾半兩，如前服。與半月後，多腫漸減，食漸增，不惡寒，唯膝痿軟，未能久立久行，蒼〔一〕术、黄芩。時夏月，加炒柏至一兩

〔一〕「蒼」：《名醫類案》有眉批：「蒼术上當脱一『去』字」。待考。

半，餘依本方内加牛膝，春夏用莖葉，秋冬用根，惟葉汁用效尤酒〔一〕，絶酒、濕麪、胡椒。年紀中年加生地黄半兩；冬月加桂枝、茱萸〔二〕。

（二）何縣長年四十餘，形瘦性急，因作勞，背疼臂痛骨節疼，足心發熱，可與四物湯下大補丸、與點〔三〕丸共六十粒，食前服〔四〕。

（三）王秀濕熱大作，脚痛，後手筋拘攣，足乏力。生地黄一錢，當歸、川芎、白术各一錢，白芍藥錢半〔五〕，炙甘草三分，木通〔六〕。右煎湯下大補丸三十粒，大補丸須炒暖〔七〕。

〔一〕「酒」：《名醫類案》有眉批：「尤下『酒』字誤，當是『妙』」。待考。
〔二〕本案可參閲《名醫類案·痛風》。
〔三〕「與點」：《續名醫類案》作「保和」。
〔四〕本案可參閲《續名醫類案·痛痹》。
〔五〕「白芍藥錢半」：《續名醫類案》作「蒼术一錢」。
〔六〕「木通」：《續名醫類案》其下有「五分」二字。
〔七〕本案可參閲《續名醫類案·痓》。

（四）沱村婦人五十餘，滿身骨節痛，半日以後發熱，夜間至半夜時却退。白术錢半，蒼术、陳皮一錢，炒柏五分，木通、羌活、通草三錢。

（五）小阿婆午後發熱，通身痛，血少，月經黑色，大便秘。芍藥五錢，黄芩、木通二錢。

（六）趙孺人年四十，外覺冷，内覺熱，身痛頭痛，倦怠，脈虚微澀。南星一錢，川芎、芍藥、柴胡各半錢，羌活、炒柏各三分，甘草炙二分，生薑二片，右煎，食前熱服之。

（七）詢奶，脚腿如錐刺痛，或時腫，手腕亦痛而腫，大便泄滑，裏急。此血少，又下焦血分受濕氣爲病。健步丸主之。生地黄一兩半，歸尾、芍藥、陳皮、蒼术各一兩，茱萸、條芩、牛膝各半兩，腹皮五錢，桂枝二錢。右爲丸，每百丸，白术通草煎湯，食前下之。

（八）丁親家，因寒月涉水又勞苦，於久瘧乍安之餘，腿脈〔一〕痛，漸漸渾身痛，

〔一〕「脈」：《名醫類案》作「腰」。

脅亦痛，發熱，脈却澀，不甚數。云：此必倦怠乏力所致歟？白术、蒼术、陳皮一錢，人參、酒炒柏半錢，黄芪、木通三錢，炙草二分。右下龍薈丸〔一〕。

（九）婦人患身痛食少，脈澀略沉，重取弦實。此氣滯也。白术六錢，青皮、黄芩、芍藥、木通、陳皮半兩，神麯炒一兩，桂二錢，甘草半錢，蘇梗二錢。右分十帖煎。

（十）丈夫因入水發熱，身痛倦怠。白术五錢，陳皮、乾葛、蒼术二錢，人參、川芎錢半，生芪一錢，甘草些少。右分三帖。

（十一）王秀年五十六歲，家貧業農，秋深忽渾身發熱，兩臂膊及腕，兩足及胯皆疼痛如錐，晝輕夜劇。醫與風藥則愈痛，與氣血藥則不效，已近一月，待斃而已。予脈之，兩手皆澀而數，右甚於左。問其飲食則如平時，形瘦而削，蓋大痛而瘦，非病羸也。用蒼术泔浸、酒黄柏各一錢半，生附子一片，生甘草三分，麻黄半錢，研桃仁九枚，作一帖煎，入薑汁些子，令熱服。至四帖後，去附子，加牛膝一

〔一〕本案可參閲《名醫類案·火熱》。

錢。至八帖，來告急，立氣上喘促不得睡，痛却微減。此時昏黑不可行，不能前去診視。予意其血虛，因服麻黃過劑，陽虛怯發動而上奔，當與補血鎮墜、帶酸味之藥收之。遂與四物減芎，倍芍藥〔一〕，加人參二錢，五味十二粒作劑，與二帖服之，喘促隨定，是夜遂安。三日後，脈之數〔二〕減大半，澀脈如舊，問其痛則曰不減，然呻吟之聲却無，察其起居，則瘦弱無力，病人却自謂不弱。遂於四物湯加牛膝、白术、人參、桃仁、陳皮、甘草、檳榔，入薑三片煎服。如此藥與五十帖而安。一月後因負重擔，痛復作，飲食亦少，再與此藥，每帖加參〔三〕、芪三分，與二十帖方愈〔四〕。

〔一〕「減芎，倍芍藥」：《名醫類案》作「倍川芎芍藥」。
〔二〕「數」：《名醫類案》無。
〔三〕「參」：《名醫類案》作「黄」。
〔四〕本案可參閱《宋元明清名醫類案·風痛》《古今醫案按·痹》。

項背痛十五

（一）一男子項强不能回顧，動則微痛。診其脈弦而實數，右手爲甚。余作痰熱客太陽經，二陳湯加黄芩、羌活、紅花，服後二日愈〔一〕。

（二）鄭仲存年二十一，背與膈有一點相引痛，吸氣皮寬。滑石、枳殼一兩，黄連〔二〕半兩，炙甘草三錢。右爲細末，每錢半以蘿蔔根自然汁研煎，熱飲之，一日五六次〔三〕。

（三）有一村人，背傴僂而足攣，已成廢人。予診其脈，兩手沉弦而清〔四〕。遂以

〔一〕本案可參閲《名醫類案·痛風》。

〔二〕「黄連」：《續名醫類案》其上有「桃仁」二字。

〔三〕本案可參閲《續名醫類案·諸氣》。

〔四〕「清」：《名醫類案》作「澀」。

張戴人煨腎散與之，上吐下瀉；過月餘又與，吐瀉交作。如此三四次安〔一〕。

脅痛十六

（一）章宅張郎，氣病自右脅，氣時作時止，脈沉而弦，少飲時亦氣〔二〕，吞酸，喜嘔出食。此濕痰脾肺間，所以肝喜乘之，小柴胡湯去黄芩，加川芎、白术〔三〕、芍藥、滑石、生薑煎〔四〕。

（二）一男子忽患背胛縫一綫痛起，上跨又至胸前側脅而止，其痛晝夜不歇，不可忍。診其脈弦而數，重手豁大，左大於右。予意其脈，背，小腸經也，胸脅，膽經

〔一〕本案可參閱《名醫類案·痛風》。
〔二〕「少飲時亦氣」：《續名醫類案》作「小便時有赤色」。
〔三〕「白术」：《續名醫類案》其下有「木通」二字。
〔四〕「煎」：《續名醫類案》其下有「湯下保和丸三十粒」八字。本案可參閱《續名醫類案·脅痛》。

也。此必思慮傷心，心膽〔一〕未病而小腸府先病，故痛從背胛起，及慮不能决，又歸之膽，故痛至胸脅而止。乃小腸火乘膽木，木子來乘母，是爲實邪。詢之，果因謀事不遂而病。故用人参四分，木通二分，煎爲湯，使呑龍薈丸，數服而愈〔二〕。

腹痛十七

（一）一婦人四十五歲，生子多觸胎，密時有腹痛，每夜時喜飲酒三杯即睡。其夫性暴而諧謔，所以借酒而解怒。忽於九月望後痛病作，目上視，揚手擲足，甚强健。舉體大筋皆動，咽喉響如鋸，涎沫流兩口角。如此一時辰許，諸證皆静，狀如熟寢，全不知人；半時許，小腹脹，漸痛解。上至心痛大作，汗如雨，自頭至乳而止。如此半時許，痛漸減，汗亦收。痛作時却自言其痛，其餘言語皆謬誤。問亦不答，亦

〔一〕「膽」：《名醫類案》作「臟」。
〔二〕本案可參閲《名醫類案·痛風》。

不知人，痛定又熟寐如前。癇與痛間作，晝夜不息。

經兩宿，召予脈之。痛作時脈四至半，似弦非弦，左弱於右，未敢與藥，候癇作時再看形脈。癇作時六脈皆隱，但自大筋轉於指下，眼白青而面不青，手之動三倍於足。予問痛作時必欲重按，此癇作時汗必不出，其夫曰果然。予曰：此病也非死證，若尚能咽藥則易治，誠以用附子末灌之。適癇稍定，却咽得半盞，令急燒竹瀝，未就時痛大作。予以爲肝有怒邪，因血少而氣獨行，所以脾受，則肺之間舊有酒痰，爲肝氣所侮，鬱而爲痛。然酒性喜動，可以出入昇降，入内則痛，出外則癇。乘其入内之時，急爲點大敦、行間、中脘三處，令分頭同時下火灸之，足上艾火少，灸先了，腹上之痛漸下至腰而止。熟寢少時，癇作似前，證減半。急以竹瀝入少薑汁灌下大半鍾，灌時適值癇定，熟寢如前。

自是不復省人事一晝二夜，衆皆棄之。余曉之曰：身不發熱，因痛則汗出，大便不通者五六日，自余之來亦未見小水，非死如寢，當是血少無神而昏耳。予爲痛捻人中穴幾斷而呻吟，急以人參湯同竹瀝灌之，又昏睡如前。予教以作人參白术膏，以竹瀝調下。如此二晝夜，凡用人參一斤，白术二斤，眼忽能開，手能舉，言語胸膈滿悶。問仍不答，目開亦未知人，又如前竹瀝下人參膏，一晝夜，忽自言胸膈滿悶而舉身皆痛，耳目仍未爲用。忽自溺床甚多，予聞之甚喜，曰一作瘨與痛皆不作，但教令煎陳皮芍藥甘草川芎湯，調參术膏加竹瀝飲之。予往他處，且爲脈之，聞其作聲。予自知謬拙，不教以粥與藥間之，急令作粗粥與之，止咽得三四匙，噤牙不受。予遂以木楔斡開，以稀粥擂碎入藥湯，與竹瀝同灌，咽一大鍾。蓋是粥多，而藥居三之一。予遂出門，教令粥藥相間與之。

予在二十里外，未申間天大風，予料此婦瘨必作，驅往視之。瘨不作而痛作，脈去來無次，急爲灸然谷、太衝、巨闕罷而痛定。問其要粥否，曰：我正飢。其夫飲之以粥。予往他處，仍教以藥湯調參术膏，以竹瀝與粥間與如前。

至第二夜半時，召余甚急，往視之，瘨病大作。奪手不能診脈，令人挾兩肘，余捉其中指，强而脈之，四至半，粗大有力，左右同而右少緩。口妄言無次，又怒罵人，眼上視不瞬，而欲起擊，又欲起走，其狀若有所憑然。予令捉定兩手，爲灸兩大指背半甲及半肉各三壯，怒狀稍殺求免，索粥，耳目仍未有聞見。昏寐至夜半，狂怒大作，且言鬼怪之事而即巫。巫至，大罵巫者。予静思之，氣因血虚亦從而虚，邪因虚入，理或有之。且與補藥，血氣若充，邪當自退。仍與前藥，又恐痰飲，佐以荆瀝，又以秦承祖灸鬼法灸之，哀告我自去。遂昏睡一晝夜，忽自起索粥，其夫與之。方問夫：爾面垢如許，怪床上有香氣，而繼又無所知識，惟開眼不睡，手足雖能運動，却又有尋摸態。如此又晝夜，但粥食稍加，又溺多如前。予甚喜，仍守前藥，又往他處。

次日晚忽來召予，急往視之。病人自言渾身皆痛，脈之皆五至，左右均而和，問參术膏供盡，遂教令煎藥中加參术煎，荊瀝加香附末，與一帖，覺甚快。予且令守此藥至次日。半夜時來告急曰：前痛又作。往視之，坐桶上，叫聲甚高。余因思之，此久虚病而多汗，腸燥而糞難，痛當在小腹與腰。急烘琥珀膏大者貼小腹，仍以熱手摩腰腎間，連得下氣而痛減。少時又起，如是者五六次。一醫者勸令用通利藥，予曰：痛與死孰重輕？且堅忍至半夜後當自通。又往他處，至四更來告急，往視之，痛大作。予令坐温湯中，當自下换湯。痛定，覺甚快；第二桶下結糞二塊，熟睡。天明，余又往他處，至晚，夫告予，視之，痛大作，連及兩脅，手不可近。予思之，此痛無因，若結糞未盡，痛當在下多，在上少，必因食多。問之果然。醫者欲感應丸與之，教勿與之粥藥。病者力索藥，遂以香附末令舐之，至夜半，痛漸減，至天明，覺飢索粥。予曰：非飢也，乃嘈耳，勿與而自安。其家人自與粥。

至辰、巳間，予往他處，至晚，痛又作，而病者索香米不已。遂以湯調半碗與之，探令吐，猶有宿食。痛遂止。

余往他處，至是夜又告痛復作，詢之，以醋拌蘿蔔苗吃粥。又以香附末探之吐，痛定。教令一晝夜勿與飲食，至次日與少淡粥，覺飢時以陳皮湯下白术丸。如此調理，病安〔一〕。

（二）馮宅產後發熱，腹中痛有塊，自汗惡寒，曾得黑神散子。白术、芍藥三錢，滑石五錢，黄芩、牡丹皮二錢半，人參、川芎、歸尾、陳皮、三棱二錢〔二〕，荆芥、生乾薑一錢，甘草少。右分五帖〔三〕。

〔一〕本案可參閲《名醫類案·痛》。

〔二〕「三棱二錢」：《續名醫類案》無。

〔三〕本案可參閲《續名醫類案·産後腹痛》。

（三）王孺人因憂慮，墮胎後，二日餘血不止，腹痛。此體虛氣滯，惡物行不盡。白朮三錢，陳皮、芍藥一錢，木通、川芎半錢，炙甘草二分。右作湯，下玉芝丸六十丸，食前〔一〕。

（四）孫縣君因近喪，惡氣傷胎，肚痛手不可近，發熱口乾，不思飲食。須安胎散滯氣養血：青皮三錢，黄芩、芍藥二錢，歸尾錢半，川芎一錢〔二〕，木香半錢，炙草些少。右分二帖，水三盞，先煎苧根一大片至兩盞，去苧根入藥煎取一盞，熱服〔三〕。

（五）婦人痢，後血肚痛。白芍二錢，歸尾錢半，陳皮一錢，川芎半錢。右煎調六一散。

（六）婦人肚墜痛，不泄，脈軟數。地黄、陳皮、芍藥二錢，黄芩、木通、歸尾一錢，炙草些少，桃仁十四枚。

〔一〕本案可參閱《名醫類案·産後》。
〔二〕「川芎一錢」：《續名醫類案》無。
〔三〕本案可參閱《續名醫類案·胎前心腹痛》。

（七）里成人，二十五歲，肚痛三月餘，食少面微黄。白术、陳皮、青皮半兩，川芎、白芍藥、半夏三錢，蒼术、官桂、歸身尾、木通三錢，炙甘草半錢。右分七帖，薑二片，煎，下保和丸二十粒。

（八）吴孺人，年四十歲，得腹隱痛，常用火燒磚塊熨之，面與胸襟間却惡火熱之氣，時時煩，食減，六脈和，微弦。最苦夜間不得睡，世間凶惡憂苦事皆上心，時作悲泣，話别分付後事，如此者一年半。衆作心疾治之，遂覺氣上衝，病雖久，人却不瘦。余曰：此時[一]受病，與防風通聖散吐之。時春尚寒，於通聖散中加桂，入薑汁調之，日三次。迨初夏稍熱，與當歸龍膽丸間枳术丸，一月而安[二]。

（九）一男子二十餘歲，患痘瘡證後，忽患口噤不開，四肢雖直不能屈，時繞脅腹痛一陣，作冷汗如雨，痛定則汗止，時作時止，其脈極强緊而急如甚狀。問知此身極勞苦，意其因勞倦傷血，出居風寒乘虚而入，後因瘡痘，其血愈虚，當用温藥養

〔一〕「時」：《名醫類案》作「肝」。
〔二〕本案可參閲《名醫類案·腹痛》。

血，辛凉散風。遂以當歸身、芍藥爲君，川芎、青皮、鈎藤爲臣，白术、甘草、陳皮爲佐，桂枝、黄連、木香爲使，加以紅花煎服，至十二帖而愈。

（十）赤岸生周道，年四十歲，八月望後新雨得凉，半夜後腹痛甚，自汗如雨，兩脚踏破壁，痛在小腹，手不可近，六脈沉弦細實，重取則如有力責責然間之。此與大承氣湯加桂，兩服，研桃仁煎，大便下紫黑血升餘，而痛遂止。至次日酉時，痛復作如初。脈雖稍减而責責然者猶在，與大承氣湯加些附子，兩帖，研桃仁同煎，下大便五行，得紫黑血如破絮者二升許，痛遂頓止。一夜得睡，次夜〔一〕酉時痛復如初，詢知小腹和動，痛在臍腹間，六脈亦漸和，似若無痛，但呻吟如舊。詢知乃食蘿蔔菜苗油羹兩頓所致，與小建中湯一帖而愈〔二〕。

（十一）男子年十八歲，自小面帶微黄，五月間腹大痛。醫者與小建中湯加丁香，兩帖不效，加以嘔吐清汁；又與十八味丁香透膈湯，食不全進，痛無休止，困不能

〔一〕「夜」：疑當作「日」。
〔二〕本案可參閲《名醫類案·腹痛》。

起。如此者五六日，又與阿魏丸一十餘粒，至夜發熱不得睡，口却不渴。予脈之，左之部沉弦而數，關部尤甚，右之部沉滑而數實，痛處不可按。遂與大柴胡湯四帖加甘草下之，痛嘔雖減，食全未進，遂與小柴胡湯去黄芩、人參〔一〕，加芍藥、陳皮、黄連、生甘草，二十帖而愈〔二〕。

腰痛十八

（一）仁六嫂，有胎五個月，腰痛不可轉，無力。此多酒之過也。白术四錢，陳皮三錢，炒柏、條芩、川芎、地黄生熟、歸尾二錢，炙甘草些少。右分四帖服而愈。

（二）老人因顛腰痛。蘇木、歸頭身、陳皮一錢，人參、黄芪、木通、木香八分，

〔一〕「人參」：《名醫類案》無。

〔二〕本案可參閲《名醫類案·腹痛》。

研桃仁九枚。右煎，下接骨散〔一〕同服〔二〕。

〔三〕新荷姐，頭痛口渴，經行後身痛腰痛甚。生地黄、芍藥、白术、陳皮一錢，歸身尾、黄芩半錢，炒柏三錢，甘草炙八分。右作二帖煎服。

〔四〕義一侄婦，瘧疾初安，因衝風又發腰痛，白濁。已去〔三〕參、术、檳榔、半夏等補方〔四〕，又散以煅牡蠣一錢〔五〕粗末入方煎〔六〕。

〔五〕婦人患腰痛，此血分有熱。川芎、木通一錢，甘草梢半錢，白芍五錢，生地黄四錢，歸尾三錢，炒柏錢半，黄芩錢半，白术二錢。右分四帖煎，食前熱服。

〔六〕徐質夫，年六十餘，因墜馬腰痛，不能轉側，六脈散大，重取則弦小而長，

〔一〕「接骨散」：《名醫類案》作「自然銅等藥」。
〔二〕本案可參閱《名醫類案·顛仆損傷》。
〔三〕「去」：《續名醫類案》作「與」。
〔四〕「補方」：《續名醫類案》其下有「治瘧」二字。
〔五〕「錢」：《續名醫類案》其下有「木通五分，炒柏三分治濁，入萆薢、杜仲、枸杞根爲」十九字。
〔六〕本案可參閱《續名醫類案·瘧》。

稍堅。予以爲惡血雖有，未可驅逐，且以補接爲先。遂令煎蘇木湯，入人參、黄芪、川芎、當歸、陳皮、甘草煎服，至半月後，散大漸退，飲食亦進，遂於煎藥〔一〕調下自然銅等藥，一月而安〔二〕。

腿脚痛十九

（一）陸三郎，左腿釵骨臼痛，小便赤如血。此積受痰沫所爲。白术、枳殼、赤芍一錢，條芩、連翹、通草半錢，甘草梢。

（二）戴七叔婆，血少氣多，大便後脚痛而麻。當歸二錢半，芍藥、白术二錢，陳皮、青皮一錢，地黄一錢半，川芎半錢，甘草些少，研桃仁十八枚。右分二帖。

〔一〕「於煎藥」：《名醫類案》作「與熟大黄湯」。
〔二〕本案可參閲《名醫類案·腰痛》。

（三）雲六安人，脚叉骨痛〔一〕。蒼术、白术、陳皮、芍藥三錢，木通二錢，甘草半錢。右分四帖煎，下大補丸四十粒〔二〕。

（四）婦人膝痛怕冷，夜甚日輕。生地、白芍、歸尾五錢，炒柏、黄芩、白术、陳皮、蒼术三錢，牛膝二錢，甘草梢一錢。右分六帖煎，食前熱服〔三〕。

（五）丈夫年十七歲〔四〕，患脚膝痛，稍腫〔五〕。生地、歸頭、白芍、蒼术、炒柏三錢，川芎、桂、木通一錢半。右分四帖，煎取小盞，食前熱服〔六〕。

〔一〕「痛」：《續名醫類案》作「病」。
〔二〕本案可參閲《續名醫類案·脚氣》。
〔三〕本案可參閲《續名醫類案·脚氣》。
〔四〕「十七歲」：《續名醫類案》作「七十歲」。
〔五〕「腫」：《續名醫類案》其下有「此血虚而挾濕熱也，用」九字。
〔六〕本案可參閲《續名醫類案·鶴膝風》。

疝痛二十

（一）鄭子敬，因酒後吃冰與水果，腎子偏大，時作蛙聲，或作痛。炒枳子一兩，炒茴香、鹽炒梔子二錢，研，煎，下保和丸〔一〕。

（二）昌四官，膀胱氣下墜如蛙聲，臭橘子炒十枚，桃仁二十個，蘿蔔自然汁研〔二〕。

（三）諟兄年十五，左腎核腫痛。此飲食中濕墜下。臭橘炒五個，桃仁七個，研細，順流水一盞研，煎沸，熱下保和丸、與點丸〔三〕。

（四）楊淳三哥，因舊有腎氣，上引乳邊及脅〔四〕痛，多痰，有時膈上痞塞，大腑秘結，

〔一〕本案可參閱《續名醫類案·疝》。

〔二〕「研」：《續名醫類案》其下有「下保和丸七十丸」七字。本案可參閱《續名醫類案·疝》。

〔三〕「與點丸」：《續名醫類案》無。本案可參閱《續名醫類案·疝》。

〔四〕「脅」：《續名醫類案》其上有「右」字。

平時少許〔一〕，脈弦甚。先與保和丸、温中丸二十，抑青丸十〔二〕研桃仁、郁李仁吞之〔三〕。

汗廿一

周師脈弦，左大於右，不數，而身得汗，小便赤，口燥。此爲虚勞有少熱。白术、陳皮、歸尾、青皮五錢，白芍、人參七錢，黄芩、川芎三錢，木通二錢，炙草。右分九帖，煎取三之一，稍熱飲之，煎渣下保和丸二十丸。

脾胃廿二

（一）陶伯采，年三十，舊服熱藥，又因性急，形瘦多倦，食〔四〕。此時四月節後，

〔一〕「許」：《續名醫類案》作「汗」。
〔二〕「抑青丸十」：《續名醫類案》無。
〔三〕本案可參閲《續名醫類案·脅痛》。
〔四〕「食」：《醫學綱目》其下有「少」字。

與此方分作四帖，食前〔一〕熱下大補丸二十五丸。白术兩半，炒麯一兩，陳皮七錢，黄芩六錢，人參、知母炒、麥門冬、木通半兩，生甘草、炙甘草一錢。

（二）僕勞藥後不思食。白术三錢，滑石、茯苓一錢，下保和丸二十丸。

（三）一女子在室，因事不如意，鬱結在脾。半年不食，每日但食熱菱棗數枚，遇喜亦能食饅頭彈子大，惟説起粥飯則深惡之。予謂之脾氣實，非枳實不能散，遂以温膽湯去竹茹與之，至二百餘帖，三月餘方愈〔二〕。

（四）一女子，二十餘，許昏後，夫往廣海經商，二年不歸。女子不食，困卧如病，他無所苦，諸藥不效。其父求治，往視之，多向裏床卧，形瘦。余思之，此〔三〕思想氣結病也，藥不得獨治，得喜方可解〔四〕；令父母取其喜不可得，然令其怒又不可

〔一〕「前」：《醫學綱目》作「後煎」。
〔二〕本案可參閱《名醫類案·鬱》。
〔三〕「此」：《名醫類案》其上有「肝脈弦出寸口，曰」七字。
〔四〕「解」：《名醫類案》其下有「不然，令其怒，脾主思，過思則脾氣結而不食，怒屬肝木，木能克土，怒則氣昇發而衝開脾氣矣」三十六字。

得，予自往激其怒，於是大怒而哭，待其哭一二時許，令父母解之。進藥一帖，即乃求食矣。予再與其父曰：病雖愈，必得喜方已，若再思結，病必後至。其父僞詐伊夫有書來，約日成婚。至一月後，夫果歸，痰遂全愈〔一〕。

癖塊廿三

（一）一婦人四十餘，面白形瘦性急。因有大不如意，三月半後乳房下貼肋骨作一塊，漸漸長掩心，微痛，膈悶，飲食減四之三，每早但見口苦，兩手脈微而短澀。予知其月經不來矣，爲之甚懼，辭弗與治。思半夜，其人尚能出外見醫，梳妝言語如舊，料其尚有胃氣。遂以參、术、歸、芎，佐以氣藥作大服，一晝夜與四次，外以琥珀膏貼塊上，防其塊長。經一月餘，得補藥百餘帖，飲食及平時之半，仍用前藥。又過一月，脈氣漸充，又與前藥，吞下潤下丸百餘帖，月經行，不及兩日而止。澀脈減

〔一〕本案可參閱《名醫類案・鬱》。

三二分〔一〕，時天氣熱，意其經行時必帶紫色，仍以補藥加醋炒三棱，吞潤下丸，以抑青丸十粒佐之。又經一月，忽塊以消及大半，月經及其平時準之半日，飲食甘美如常，但食肉則覺不快。予教令止藥，待來春木旺又爲區處。至年六月〔二〕，報一夜塊大作，非舊，反加大指半，脈略弦，左略怯於右，至數平和無失。食飽後則塊微痛悶，食行却自平。予意其必有動心事激之，問之果然。仍依前煎補藥加炒芩、炒連〔三〕，以少木通、生薑佐之，去三棱，煎湯吞下潤下丸，外以琥珀膏貼之。半月，值經行而塊散。此是肺金爲内火所爍，木邪勝土，土不能運，清濁相干，舊塊輪廓尚在者，因氣血之未盡復也，濁氣稍留，舊塊復起。補其正氣，使肺不受邪，木氣伏而土氣正，濁氣行而塊散矣〔四〕。

（二）賈福六男子十餘歲，左肋下有塊，能飲食。青皮細切醋炒，三棱、柴胡三

〔一〕「三二分」：《名醫類案》作「三分之二」。
〔二〕「月」：《醫學綱目》其下有「忽」字。
〔三〕「炒連」：《名醫類案》無。
〔四〕本案可參閲《名醫類案·積塊》。

錢，桂枝、川芎、防風三錢，白术三錢半，木通一錢半，海藻一錢，甘草半錢。右分七帖，煎取半盞，下保和丸十五粒，忌一切肝〔一〕。

（三）敢村婦人腹下有塊，白术湯下保和丸三十五粒。

（四）丁朗錢郎正月發沙，因此臍邊有塊，或舉發起則痛，伏則不痛，有時自隱痛。用灸臍中，下保和丸三十五粒。白术一錢，柴胡、半夏、木通、川芎、芍藥、滑石錢半，炙甘草三分。右作一帖，薑五片，煎。

（五）壽四郎右脅痛，小便赤少，脈弦不數。此内有陳久積痰飲，因外爲風寒所遏，不得宣散，所以作痛。與龍薈丸三十五粒，保和丸三十粒，細嚼薑片，以熱湯下之。服後腸痛〔二〕，小便尚赤少，再與白术三錢，芍藥、陳皮二錢，木通錢半，條芩一錢，甘草梢半錢。右薑三片，煎藥熱飲之〔三〕。

〔一〕本案可參閲《續名醫類案·癖積》。
〔二〕「腸痛」：《續名醫類案》作「脅痛已安」。
〔三〕本案可參閲《續名醫類案·脅痛》。

（六）毛恒朱郎，因酒多成濕病，脅痛有塊，腹滑洩，小便黄。滑石一兩，白术六錢，三棱六錢，陳皮五錢，黄連、猪苓一錢，黄芩、木通二錢，防風錢半，生乾薑一錢，炙甘草半錢。右分七帖，下保和丸三十粒。

（七）方提領，年五十六歲，丁丑年冬因飲酒醉後受怒氣，於左脅下與臍平作痛。自此以後，漸漸成塊，或起或不起，起則痛，痛止則伏，面黄口乾，無力食少，吃些物便噯，脈甚弦，右手伏則略數。此蘊熱因春欲汗解，而氣弱不能自發爲汗，復鬱；又因食不節擇，挾食所以成塊。宜以保和丸二十，抑青丸二十，用白术木通三棱湯下之〔一〕。

（八）洪孺人，左脅下有塊，漸漸長大，脈弦而大，稍攻之，近亦發熱，食亦稍減，倦怠。先與補之，次攻塊。白术兩半，柴胡、當歸頭、青皮半兩，陳皮、木通三錢半，甘草一錢。右分八帖。攻塊：青皮、三棱俱醋炒一兩半，桂三兩半，海藻醋洗二錢，醋佐麯糊爲丸。

〔一〕本案可參閲《名醫類案·積塊》《續名醫類案·脅痛》。

（九）富小娘，瘧後左脅下有塊，小便少。白术六錢半，青皮、三棱、柴胡、木通、厚朴二錢，甘草半錢，薑一片，食前熱飲之。

（十）盧子裕，左脅下塊，因瘧後食肉飲酒而成。白术、醋炒柴胡一錢，茯苓、炒枳實三錢，人參三錢，作湯服阿魏丸二十、保和丸二十、抑青丸十、與點丸十粒攻塊。

（十一）南山婦人，年三十八，九月二十三日經行，比前過後十日，得草藥以敗血海爲不胎之謀，有數滴血下，因此腹痛在小腹下，有塊如枕大，不可按，湯熨則痛稍定，大小便抽痛，小便澀，大便略下，少赤積垢，食不進，口略渴，發熱。此胃氣爲草藥所敗，加以受傷之血妄行而來得泄，所以爲病。白术、滑石一錢半，牛膝一錢，宿砂、川芎、黄芩三錢，炙草二錢，桃仁七枚。作一帖服，五次愈。

（十二）女子二十，累因食傷，胃脘有塊隨氣上塞咽中間，後又因食煨鹽配粥。白术一錢半，陳皮、半夏一錢，桔梗、青皮、木通、炙草，薑二片，煎，二次，病遂等平復。與前藥，在月半後桔梗煎一服令其吐，吐出痰積。

（十三）産後三日，血塊痛，發熱，尚是如胎。五靈脂略炒、牡丹皮、没藥、滑石。右研細，作五帖，豆淋酒下之，食前。

（十四）丈夫肚左邊帶脅上有塊，先吃匾食有乳者成氣，又與酒調，塊大如碗，食減三之二。滑石半兩，白术四錢，陳皮、三棱三錢，蘿蔔子、連翹、黄連二錢，乾薑錢半，桃仁二十枚，黄芩一錢，炙甘草半錢。右分四帖。

（十五）婦人脅下有塊大如掌，脈澀，時有熱。此虚中有氣，先與補虚，後與積藥。白芍、歸須四錢，陳皮、白术三錢，青皮、川芎、木通一錢，甘草半錢。積藥：三棱醋炙一兩，枳實半兩，青皮、桃仁半兩，大黄三錢，桂枝一錢半，海藻醋洗一錢，右細末，神麯糊丸桐子大，每服四十丸。

（十六）丈夫脅有積塊，内有痰熱，汗不得出，兩脈大而浮。此體有虚。三棱半兩，白术、黄連三錢，人參六錢半，連翹、木通二錢，川芎、桂一錢，甘草半錢。右分四帖，下保和丸。

（十七）吕宗信年七十，素好酒。因行暑熱中得痰，冷過膝上，上脘有塊如掌，牽引脅痛，不可眠，飲食減半，却不渴，已自服生料五積散三帖。予脈之，六脈俱沉澀而小，按之不爲弱，皆數，右甚。大便如常，小便赤色。遂用大承氣湯，減大黄之半而熟炒，加黄連、芍藥、川芎、乾葛、甘草作湯，下瓜蔞仁、半夏、黄連、貝母丸；至十二帖，足冷退，塊減半，遂止藥；至半月，飲食後進，諸證皆除〔一〕。

（十八）一婦人年三十六歲，家貧多勞，性偏急，七月斷經，八月小腹下有塊偏左如掌大，有時塊起則痛減，至半月後腹漸腫，服食減平時三之二，無力，遇夜發熱，天明即稍退。其脈七月間得虚微短弱澀，左尤甚。初與白术一斤、帶白陳皮半斤，作二十帖煎服，以三聖膏貼塊上，經宿則塊軟，再宿則塊少近下一寸，旬日後食漸進，熱減半。又與前藥一料，加木通三兩，每帖研桃仁九個，盡此劑病除〔二〕。

（十九）有婦年近三十，因哭子至半年後胸痞，有塊如杯，飲食大減，面黄淡滲黑色〔三〕，若不勝衣。六脈弦細虚澀，至日晡後則發熱。予察其事，勢以急，補瀉急用：以補中益氣湯中隨天氣寒暄加減，與東垣痞氣丸相間服，食前用湯，食後用丸，

〔一〕本案可參閲《名醫類案·積塊》。
〔二〕本案可參閲《名醫類案·積塊》。
〔三〕「面黄淡滲黑色」：《名醫類案》作「面淡黄黲黑」。

常令湯多於丸些子，如此近一月而寒熱皆退，食亦稍進，又以丸與湯相等用之。至第二月以後，忽一夜寒熱大發，天明熱退，胸中之塊如失，至晚，手足下半節皆腫，遂停藥。三五日後，忽一夜手足之腫如失，至天明，胸中有塊復作，比前差小一暈，遂以二陳湯加桔梗、白术、枳實，調理半月而安。次年後生一子〔一〕。

（二十）陳里正，男，二十七歲，舊因飽食牛肉、豆腐，患嘔吐證，又節次飲食不節，右脅下生塊，漸長令大如掌，痛發則見，痛止則伏。其脈弦而數，如此必性急，塊上不可按，按之則愈痛，必時痛吐黄酸苦水。詢之果然。或作腎氣治，予曰：非也，此是太陰過食積於與濕耳。燒荔枝核二枚，炒茱萸九粒，炒枳核十五枚去殼，人參一錢，炒山梔子五枚去殼，山楂九枚，右細研，取急流水一盞湯起煎沸，入薑汁令辣，食前通口熱服，與六帖，吐二帖，服四帖。與藥且止其痛，却與消塊藥，半夏六兩半，皂角六個，曬乾水煮取汁拌半夏，黄連炒半兩，石鹹二錢，各研，右同爲細

〔一〕本案可參閱《名醫類案·積塊》。

末，以棠球膏爲丸桐子大〔一〕。

（二十一）馮氏女，年三十歲，形肥色嫩，滋味素厚。幼年曾踏雪，嘗以火烘足、鞋履，以致濕熱上襲；至二十五歲時口常吐清水吞酸。醫用丁香等熱藥，時止時發，仍用前藥，至當心疼，胸痞有塊，吃飯即吐，比嘗出三之一。遂與左金丸二十四粒，薑湯下之，與三十餘次，全不進食。余曰：結已開矣。且令止藥。或口乾思飲，止與半盞熱水，間以青皮丸與之。雖困卧着床，猶以不藥爲善。如此近四十日，診其脈前後皆微弦，重取似澀，輕取似和，至此弦脈漸添，遂令與人參酒、芍藥湯引金瀉木，漸漸思食，而藥於大便秘，病家必欲行大黄，予止之。遂以生芍藥、陳皮、桃仁、人參爲丸與之，用蜜煎導，大便行而食進，調理半月而安〔二〕。

（二十二）婦人年五十五歲，形氣俱實，富而神勞，味厚性急。嘗經水過多，醫每用澀藥止之。後病氣痛，胸腹共有積塊十三枚，遇夜痛甚。着床累月，飲食雖減，

〔一〕本案可參閲《名醫類案·積塊》。
〔二〕本案可參閲《名醫類案·積塊》。

應接家事如故。其脈兩手皆澀而弱，此屢用澀藥，因致敗血積聚不行故耳。時三月間，用蜀葵根煎湯，再煎人參、白术、陳皮、青皮、甘草梢、牛膝成湯，入玄明粉少許，桃仁研調，熱飲之。服至二帖，腹痛，下塊一枚；再研渣一服，又下一枚。時以病久，好血耗竭，不敢再取塊，告伎窮而歸，復想此證患病雖重，其形質尚可受藥，但當去葵根、玄明粉，服之安〔一〕。

黄疸廿四

（一）車頭人年二十，因勞冒雨，作黄疸，脚痠心悸，口苦力弱，尿黄，脈浮而數。疸在表，宜解外：黄芪三錢，白术、蒼术、陳皮、紫蘇梗葉、木通，山梔炒一個，甘草些少，右作一帖，下保和丸十五粒，與點丸十粒〔二〕，温中丸二十粒〔三〕。

〔一〕本案可參閲《名醫類案·積塊》和《永樂大典》卷一四九四八。
〔二〕「與點丸十粒」：《續名醫類案》作「與點、抑青各十丸」。
〔三〕本案可參閲《續名醫類案·黄疸》。

（二）佛生酒疸，眼如金色，尿赤。白术一兩，人參、猪苓、茵陳五錢，澤瀉七分，炒梔子、木通三錢，桂枝二分。

（三）許大年，四十一，久勞苦得面黄，心悸口苦，小便却不黄，自利甚少，脈左大於右。此虚中受濕也。白术一兩，芍藥、當歸五錢，黄芪、茯苓、人參二錢，黄芩、陳皮一錢半，黄連二錢，甘草五分。右分八帖，下温中丸二十丸，保和丸二十丸。

（四）六十嫂，面黄，口渴苦而渴，此食積生濕熱。穀疸丸四十粒，保和丸四十粒，阿魏丸五粒，用白术一錢半，猪苓、連翹一錢，羌活、通草作湯下丸子。

（五）婦人年三十，面黄脚酸弱，口苦喜茶，月經不匀，甚少，倦怠，黄芪、黄芩三錢，炒柏二錢，人參、白术、當歸、白芍藥一錢，陳皮、木通五分，秦艽五分，甘草二分〔一〕。

〔一〕本案可參閲《續名醫類案·黄疸》。

（六）王官瘧〔一〕後，面黃脚酸倦怠，食飽則氣急頭旋。白术一錢半，黃芪、蒼术一錢，木通、炒柏三分，陳皮一錢，炙草二錢〔二〕。

（七）成寅五官，面黃脚酸無力，食難化，脈虚而少弦〔三〕，尺微。問之，肚泄方安而得此，泄宜補之。白术一錢半，芍藥一錢，蒼术、陳皮、川芎、當歸半錢，人參三錢，木通三錢，炙甘草二錢。右煎，下保和丸四十粒，食前〔四〕。

（八）婦人年約二十歲，産後發黃，口乾，倦怠食少，經血不來，時發熱，脈弦。白术一錢，人參、秦艽、牡丹皮、生地黃、木通、柴胡、芍藥半兩，芎、黃芩、炒葛三錢，甘草一錢。右分十二帖，水二盞半煎至一盞，食前熱服。

（九）婦人年十八歲，發黃脈澀，經自來不行，倦怠，未曾生子。陳皮、白术、

〔一〕「瘧」：《續名醫類案》作「痞」。

〔二〕「白术一錢半……炙草二錢」：《續名醫類案》作「黃芪、甘草、木通各二分，白术一錢，半夏、厚朴、陳皮、蒼术各一錢，黃柏炒三分，水煎服」。本案可參閱《續名醫類案·黃疸》。

〔三〕「脈虚而少弦」：《續名醫類案》作「脚虚而少力，口苦肚脹」。

〔四〕本案可參閱《續名醫類案·黃疸》。

木通一兩，生地〔一〕、黄芩、歸頭、牡丹皮半兩，甘草梢一錢半。右分十二帖，水二盞半，煎取一盞，食前熱服〔二〕。

（十）丈夫黄胖，胃有陳積，口淡脚酸，氣急。針砂淘净炒乾，入好醋煅用之，研極細三兩，蒼术、香附、三棱一兩，連翹、陳皮、黄連、茱萸、苦參半兩，茯苓七錢。右神麯作醋糊，爲丸五十丸。若痞滿入保和丸十丸，須以白术湯送下。

（十一）婦人年六十，面黄倦甚，足酸口苦，脈散而大，此濕熱傷氣。白术半兩，陳皮四錢，蒼术、黄芩、木通、砂仁〔三〕、人參、川芎二錢，炒梔二錢半〔四〕，炙甘草五分。右分六帖，水二盞半煎取小盞，食前熱煎〔五〕。

〔一〕「生地」：《續名醫類案》無。
〔二〕本案可參閲《續名醫類案·黄疸》。
〔三〕「砂仁」：《續名醫類案》無。
〔四〕「炒梔二錢半」：《續名醫類案》作「黄柏炒一錢」。
〔五〕本案可參閲《續名醫類案·黄疸》。

頭目廿五

（一）一男子，七十九歲，頭目昏而重，手足緩，吐痰口口相續，左手脈散大而緩，右手緩而大，不及於左，重按皆無力，飲食略減而微渴，大便三四日一行。衆人皆與風藥。若果與風藥，至春深必死，此大虚症，當以補藥作大劑服之。衆不然而去。予教以用黄芪、人參、歸身、芍藥、白术、陳皮濃煎作湯，使少下黄柏丸〔一〕三十粒。服一年半而精力如少壯時。服連翹丸〔二〕冬加乾薑少許作冬藥，餘三時皆依本法，連翹皆用薑汁炒爲末，又用薑糊丸〔三〕。

（二）徐舍人，因作勞，頭與目眶痛，足冷身熱，脈大而不甚數。作痰與勞治之。

〔一〕「黄柏丸」：《名醫類案》《續名醫類案》作「連柏丸」。

〔二〕「連翹丸」：《名醫類案》《續名醫類案》作「連柏丸」。

〔三〕本案可參閲《名醫類案·虚損》《續名醫類案·頭暈》。

半夏二錢，川芎、黄芩、白术、陳皮二錢，木通一錢，甘草些少。右分二帖，薑一片煎，下保和丸三十丸。

（三）青口婦人，三十二，因産後能食，至半月後，忽頭暈間，仆不知人，醒後且令食少。白术二錢，川芎、黄芩、茯苓一錢五分。右薑三片，煎取三之一，下保和丸三十丸。

（四）賈孺人，脈沉，有痰頭暈，酒白术一錢半，酒澤瀉、川芎一錢。煎，下茯苓丸三十五粒。

（五）鄭安人，六十餘，虚而有痰，頭眩，脈緩足弱。與半夏白术天麻湯，下酒芩丸〔一〕。

（六）陳客婦人，近五十，頭麻木，眩運，脈甚虚。宜補氣益血，祛風行濕。天麻酒浸，白术一錢，黄芪二錢，人參、歸身尾、酒黄芩、川芎、陳皮、半夏半錢，炙草二錢，薑三片。

〔一〕本案可參閲《續名醫類案·痿》。

（七）一婦人，年三十餘，面目形長，心中常有不平事，忽半夜正子才分娩，便暈厥不知人，遂急於氣海約五十壯而蘇。後用參、朮等藥，兩月方安。

（八）男子患因作勞成病，發熱形瘦，口苦頭暈。白朮、茯苓、杜仲、陳皮、當歸一兩，人參、生苄、黄連、甘草一錢，川芎半兩，白芍五分。苄即地黄。右分十八帖，食前熱下抑青丸十二粒。

（九）丈夫患熱頭昡，脈大而散，此是辛苦中來。陳皮、柴胡三錢，人參、白朮二錢，黄芪、木通一錢，甘草。右分三帖。

（十）賈舅，因勞役身倦怠，頭不爽，肚帶溏滑，眼花。白朮酒浸，當歸一錢，人參、黄芪、陳皮半錢，炒柏三錢，蔓荆子五粒，炙甘草些少。右煎取，稍熱飲之，丑時、卯時各一次，去枕眠少時，巳時、申時各一次。

（十一）丈夫因冷水浴，發熱頭痛，脈緊。此有寒熱〔一〕也，宜温藥汗之。蒼朮二錢半，陳皮、川芎二錢，麻黄、乾葛一錢半，炙甘草些少。右分二帖，得汗後知病

〔一〕「寒熱」：《續名醫類案》作「寒濕」。

退，又與補藥：芍藥半兩，陳皮、半夏三錢，白术、蒼术二錢，人參、木通一錢半，炙甘草半錢。右分四帖，薑一片〔一〕。

（十二）婦人頭痛發熱而渴，白术半錢，陳皮、川芎一錢，乾葛二錢，木通一錢半，炙甘草五分。右分四帖〔二〕。

痞氣廿六

（一）七三嬸，口渴食少，氣痞而脈弦。白术、青皮、半夏、乾葛一錢半，木通一錢，炙甘草些少。

（二）倍磊人，年五十二歲，氣上膈滿，食少。此積熱生濕，診得左三部澀小，右三部微數，重取稍大，喜得無弦脈，爲可怕之疾。白术一兩，青皮、陳皮、厚朴五

〔一〕《續名醫類案》處方無芍藥、半夏，有川芎、乾葛，各藥無劑量。本案可參閱《續名醫類案·頭痛》。

〔二〕本案可參閱《續名醫類案·頭痛》。

錢，大腹皮三錢，片芩、木通五錢，蘇梗、川芎、桂枝三錢，甘草梢一錢半。右分十帖，薑二片煎飲之，煎渣之湯下保和丸三十粒。

（三）宣州人，食少倦怠，脈澀略遲，問之口渴。此舊年受濕生熱，宜清暑益氣湯加減與之，下保和丸、與點丸、抑青丸各二十丸。與前藥證皆減，氣下築心膈，噫氣稍寬，脈之右關弱短，左關滑，右尺長洪大率數。此肝有熱，宜瀉肝補脾。白术二錢，陳皮錢半，青皮一錢，木通三錢，甘草。右煎，下保和丸十五，抑青丸二十，大補丸一十丸。

（四）胡村人，因吃冷粥吃肉，頭痛自汗，膈痞小便赤。白术二錢半，陳皮一錢半，木通、黄芩、川芎半錢。右薑三片，下草豆蔻丸十五丸，阿魏丸十丸，保和丸二十五丸〔一〕。

（五）小娘，心頭痞悶，口乾，面微黄，脈洪。黄連、半夏三錢，白术、青皮、木通二錢，右分三帖，水二盞，薑二片，煎取小盞，去渣熱飲，下保和丸十五丸。渣

〔一〕本案可參閲《續名醫類案·飲食傷》。

再并煎。

嘔吐廿七

（一）一婦人，年近三十，懷孕兩月，病嘔吐頭眩，自覺不可禁持，以人參、白术、川芎、陳皮、茯苓之藥五七日多，愈覺沉重。召予脈之，兩手脈弦，左爲甚，而且弱。予曰：此是惡阻，必怒氣所激，問之果然。肝氣既逆，又挾胎氣，參、术之補，大非所宜。教以只用茯苓湯下抑青丸三十四粒，五帖自覺稍安；診其脈略有數狀，自然口乾苦，稍食些少粥則口酸。予以其膈稍間滯氣未盡行，教令以川芎、陳皮、山梔子、生薑、茯苓煎湯下抑青丸十五粒。十五帖，餘證悉平，食及常時之半，食後覺易飢。予爲肝熱未平，則以熱湯下抑青丸二十粒，至二十日而安。予後因過其家，又脈之，見其兩手雖平和而左手弱甚，此胎必墮。此時肝熱既平，參、术可用矣。遂用始初之方，參、术等兼補之，預防墮胎以後之虚。服之一月，其胎自墮，却得平穩無事〔一〕。

（二）鄭宅如夫人，清早吐苦水，脈澀而微，起時如常。此胃弱而上脘有濕也。蒼术炒一兩，滑石兩半，陳皮、山楂、半夏二兩，茯苓七錢，炒芩五錢，桔梗七分，作四帖服。

（三）施卜年四十，因灸艾火多，病腸内下血，糞後肚痛。今痛自止，喜吐嘔清水，食不下。宜清胃口之熱。白术一錢半，陳皮、地黄一錢，黄芩、茯苓、連翹半錢，生甘草些少，薑三片。

（四）婦人月經時口渴吃水多，心痞，喜嘔不食。白术、陳皮二錢，炒梔、木通一錢半，黄芩、炙甘草些少。右作一帖，水二盞，煎一小盞，入薑汁，令熱飲之。

（五）丈夫因外感凉氣與宿飲相搏，心下酸戚，嘔清水後有紅。青皮、人參三錢，紫蘇、木通、枳殻二錢，茯苓、桔梗、麻黄半錢，甘草些少。

〔一〕本案可參閲《名醫類案·惡阻》。

膈噎廿八

（一）浦江男子，年六十，因好色虚甚，去秋患噎，痛或有作時，或有止時，後作微頻。白朮、地黄、芍藥一錢，陳皮、枳殼炒、當歸半錢，人参半錢，黄芩、川芎、木通三錢，炙草二錢。

（二）楊亨三哥，大便秘澀，小便如常，咽塞不通，食下便有硬痰，脈澀，左右手同。此血虚腸燥，爲脾約之甚者。人参散：人参五錢，炒枳二錢，芪、炒朴、地黄、桃仁一錢，炙甘草些少。前後入竹瀝、薑汁飲之，或用麻子亦妙。又：鎖陽、蓯蓉、桃仁一錢，煮粥，入竹瀝食之，名腸快散。

（三）台州一木匠有艾妻，病反胃半載，診其脈澀而不匀，大便八九日方通一次，燥結如羊矢，甚瘦弱無力。先與甘蔗汁煎六君子湯，加附子、大黄與之，俟大便稍潤，令以牛乳汁常温飲之，其餘菜果粥飯皆不入口，近兩月而安。此證乃因精血耗竭〔一〕。

（四）杭州一男子，四十餘，患反胃兩月矣。口乾不喜飲，食有時不吐，或吐食物裹涎沫而出，吐後胸膈方快。診其脈俱澀，重取弦大，蓋其壯年多服金石房中藥所致。時秋初尚熱，遂令多燒竹瀝、御米爲稀粥，代粥飯與之。每一二啜而止，帶温頻頻與之，自此不吐。至旬日稍凉，以流水作稀粥，入少竹瀝與之，時間以四物湯加陳皮益其血，月餘而安〔二〕。

（五）王促賢，一日求診，六脈皆澀而稍沉，視顔色似無病者。彼云胸膈間當覺有物閉悶，亦妨礙，食亦減。予作飲熱酒受病視之，令其服生韭汁，每服半盞，一日三次，至二斤韭而愈〔三〕。

〔一〕本案可參閲《名醫類案·噎膈》。
〔二〕本案可參閲《名醫類案·噎膈》。
〔三〕本案可參閲《名醫類案·噎膈》。

諸血廿九

（一）富六秀，因辛苦吐血成衄，夜間發，口乾身痛，食少，當作虚勞治之。白术六錢半，人參、陳皮、青皮炒、生地、芍藥六錢，歸尾、甘草炙半兩，川芎三錢，紅花半錢。右分十帖，水二盞煎取三之一，食前稍熱飲之，下保和丸、與點丸十丸。

（二）馮舅，氣上奔，吐血，心膈痛。生枳殼三錢，青皮二錢，生地、木通、牡丹皮錢半，乾生薑、川芎、黄芩、黄連一錢，甘草些少，桃仁二十八枚，桔梗半錢。右分四帖。

（三）七叔婆，鼻寒，時有血些少出。羌活、獨活、防風、升麻、乾葛、蒼术、陳皮一錢，麻黄、黄芪、炙草、吴白芷半錢。右分二帖，入開口紅椒七粒，棗兩枚去核，白葱三根，煎取淺盞，稍熱飲之。

（四）成官人，因上山中惡，血瘀入内，飲食少，脈弦。此須用治血和氣。川芎三錢，青皮二錢，芍藥、滑石一錢，牡丹皮半錢，炙甘草一錢，桃仁研七枚，右作一帖。

(五)婦人年五十餘,曾吐血。今作面黄,目瞤動,食少。木通二錢,人參二錢半,白术、陳皮三錢,白芍、青皮半兩,炒黄連、乾薑生、黄芩炒、芎一錢半,歸須二錢,炒柏一錢,甘草生半兩,生地一錢半。右分七帖,水二盞,煎取三之一,去渣入藕汁半盞,再煎沸,通口飲之。

(六)男子年十七歲,家貧而多勞,十一月得惡寒病,時吐兩三口血,六脈緊澀。一日後食減中痞,醫投温膽湯〔一〕,三日後微熱口乾而不渴,口中有痰。予曰:此感寒也。詢之,云:因九月〔二〕前霜中曾度三四次水,心有悲泣事,腹亦飢。遂以小建中湯去芍藥,加桔梗、陳皮、半夏,四帖而安〔三〕。

(七)侄鼻衄,脈數有熱。人參三錢,炒柏二錢,地黄、芍藥、甘草生一錢,黄連、黄芩、歸尾半錢,知母六分,作一帖服。

〔一〕「温膽湯」:《名醫類案》其下有「枳殻湯」。
〔二〕「九月」:《名醫類案》作「八日」。
〔三〕本案可參閲《名醫類案·惡寒》《續名醫類案·吐血》。

淋瀝三十

（一）仁八嫂，病脈沉而大，以至勞苦傷血，下焦濕結。人參、歸尾、白芍、香附五錢，條芩、木通三錢，山梔炒一錢半，芪半錢，生甘草梢一錢。右分六帖，加杜牛膝，湯兩盞煎取淺盞，食前飲之。

（二）朱郎，小便淋痛，脈左大右澀。此爲勞傷經血忽作淋，治可補血，行肝經滯血，自愈。生地、歸頭、芍藥一錢，陳皮、木通、川芎半錢，條芩、炒柏、甘草梢三錢，紅花豆大，桃仁九枚，滑石。右煎飲得淋病退，去滑石、桃仁、杜牛膝、木通，入川牛膝，代木通，分二倍之。

便血三十一

婦人年六十，性多沉怒，大便下血十餘年不止，食減形困心摇動，或如煙薰，情况極惡。早起面微浮急，此時便血猶未絶，中間若得一二日不來，則思意稍疏，但遇不如意事則血復作，百法不治。左三部脈浮大，稍重手則無，久取之帶濇，似至數不匀，右三部沉濇結弱，寸脈沉絶。予謂：氣鬱生涎鬱胸中，清氣不昇，經脈壅遏不降，心血絶少，不能自養，所以有如薰之狀，以非開涎不足以行氣，氣昇則血不能以歸墜。遂以壯肚脾藥爲君〔一〕，黄連、青皮、貝母、澤瀉、黄芪、人參、白术〔二〕、酒芍藥，每帖加附子一小片煎服。四帖後，血止，遂去附子，加乾葛、牡丹皮、山梔子，面如煙燻亦除；又與乾葛、牡丹皮、山梔子，於前方加砂仁、炒神麯、熟地黄、木香，倍參、芪、白术，服半月全愈〔三〕。

便秘三十二

（一）丁舅，大小便濇，四物湯加木通，下潤下丸五十粒，熱下。

〔一〕「君」：《名醫類案》其下有「諸藥佐之，二陳湯加紅花、升麻、歸身、酒」十五字。
〔二〕「人參、白术」：《名醫類案》無。
〔三〕本案可參閱《名醫類案·下血》。

（二）一婦人肚秘，補血和氣以通之，桃仁不可少。肉蓯蓉一兩半，麻子仁一錢，白芍藥、陳皮末一兩，黄連五分。右味同研曬乾，炒神麯糊爲丸桐子大，食前白湯下五十粒，一日二次。

（三）一男子年六十一歲，平居不能頓食，常喜零食。一日忽覺咽膈間壅，大便秘結如羊矢，三四日一見。其面有紫粉霜，走動倦乏。與疏氣藥則作痛在腹，少與快脾消導藥。兩手脈俱澀，有似枯木，喜其人形瘦而色紫，病見乎冬，却有生意。遂於四物湯加白术〔一〕濃煎湯，研桃仁十二枚，再煎沸飲之，更於食味中多食諸般血以扶藥力。三十帖如後，五十帖而便潤，七十帖食稍進，百餘帖而愈〔二〕。

雜病三十三

（一）縉雲胡君錫，年三十歲，形肥而大，色稍蒼厚，家富而從吏，專事於口。

〔一〕「白术」：《名醫類案》其下有「陳皮」二字。
〔二〕本案可參閲《名醫類案·噎膈》。

兩年前得消渴病，醫用寒凉藥而渴病得安，一人教以病後須用滋補，令其專食黄雄鷄，因此食至十數〔一〕，漸有膈滿嘔吐之病，醫者意其爲胃寒，遂以丁香、附子、沉香之藥百餘帖，嘔病除。月餘後，天氣大熱，中惡化氣，風亦怕，遂以糠堆尺許厚，上鋪簟，糊窗以重紙，方可坐卧，而手不能執筆，口鼻皆無氣以呼吸，欲言絶無聲，行十餘步便無力，脈皆浮大而虚，僅得四至。予作内有濕痰，因多得燥熱藥，遂成氣散血耗，當此夏令，自合便死。因其色之蒼厚，知胃氣尚存，可以安穀。遂以人參、黄芪、白术熬膏，煎淡五味子湯，以竹瀝調飲之，三月，諸證皆愈。令其須絶去肉味，一月後康健如舊〔二〕。

（二）武義徐兄，年四十二歲，口渴溺數。春末得，夏來求治，診得兩手脈皆澀，

〔一〕「十數」：《續名醫類案》作「千餘隻」。

〔二〕「舊」：《續名醫類案》其下有「又以鷄湯下飯，一月後胸腹膨滿甚，自煎二陳湯加附子、豆蔻，飲之頓安。問調理藥，教以勿藥，并斷肉飲自愈」四十二字。本案可參閲《續名醫類案·惡寒》。

右略數而不弦〔一〕，重取似大而稍有力，左稍沉，比右略弱而不弦，然澀却多於右〔二〕，兩尺皆不甚數。此當作飲食味厚生痰，謂之痰熱相搏，禁其味厚，降火以清金，抑肝以補脾。以補脾丸二十一粒，潤腸五粒、阿魏五粒〔三〕，以薑湯呑下，一日六次。又以四物湯加參、朮、陳皮、生甘草、五味子、麥門冬煎服，一日三次，與丸藥間吃之。一二日自覺清快，小便減三之二，口不乾，止是渴未清，頭暈眼花，久坐則腰疼，以摩腰膏治腰疼，仍以參、朮、芪入四物湯，減芎，加牛膝、五味子、炒柏、麥門冬煎，食前調六一散，反覺便多，遂去六一散，仍吃藥丸而安〔四〕。

（三）胡氏女，年十七八歲，髮盡不留一莖，飲食起居如舊，脈之微弦而澀，輕重皆同。予曰：此厚味熱濕，痰在膈間，後因多吃梅，酸味收濕熱之痰，隨上昇之氣至於頭，薰蒸髮根之血，漸成枯槁，遂一時盡脱。遂處補血昇散之藥，用防風通聖散

〔一〕「弦」：《續名醫類案》作「强」。
〔二〕「澀却多於右」：原作「至却多於」，據《續名醫類案》改。
〔三〕「補脾丸二十一粒，潤腸五粒、阿魏五粒」：《續名醫類案》作「三消丸十粒，左金、阿魏丸各五粒」。
〔四〕本案可參閲《續名醫類案·消》。

去芒硝，惟大黄三酒製炒，以四物湯酒製，合非小作劑，煎以一釜，日二碗與之。兩月餘，診其脈，濕熱漸解，停藥。淡味調養又半年，髮長如初而愈長〔一〕。

（四）周本心，年六十歲，形氣俱實，因大怒〔二〕，正月間染病，心不自安，如人將捕之，夜卧亦不安，兩耳後常見火光炎上，食飲雖進而不知味，口乾而不欲飲水。遂以人參、白术、當歸身爲君，陳皮爲佐，加鹽炒黄柏、炙玄參各少許煎服，月餘而安〔三〕。

（五）鮑兄，年二十餘歲，玉莖挺長，腫而痿，皮塌常潤，摩股不能行，兩脅氣逆上，手足倦弱。先以小柴胡加黄連大劑行其濕熱，次又略加黄柏，降其逆上之氣，其腫挺漸收減及半。但莖中有一堅塊未消，遂以青皮一味爲君，少佐以散風之劑，煎服以消塊，外以絲瓜汁調五倍子〔四〕末傅之而愈〔五〕。

〔一〕本案可參閲《名醫類案·濕》《古今醫案按》。
〔二〕「怒」：《名醫類案》作「恐」。
〔三〕本案可參閲《名醫類案·怔忡》。
〔四〕「五倍子」：《名醫類案》作「五味子」，并附注云：「或作五倍子。」
〔五〕本案可參閲《名醫類案·前陰病》。

（六）馬希聖母舅，年五十餘，性嗜酒，常痛飲不醉。忽精〔一〕出前竅，便溺出後竅，六脈皆沉濇。與四物湯加海金砂、木香、檳榔、木通、桃仁，服而愈。此人酒多，氣因昇而不降，陽偏虚，酒濕積久生熱，煎熬血乾，陰亦大虚，陰偏虚皆可補接。此人中年後陰陽皆俱虚，得暫可活者。以其形實，酒中穀氣尚在，一二月後，其人必死〔二〕。

婦人轉胞三十四

（一）一婦人四十歲，妊娠九個月，轉胞，小便不出三日矣。下急脚腫，不堪存活，來告急。予往視之，見其形瘁，脈之，右濇而左稍和。此必飽食而氣傷，胎系弱不能自舉，而下墜壓膀胱，偏在一邊，氣急爲其所閉，所以水竅不能出也。轉胞之

〔一〕「精」：《名醫類案》作「糟粕」。
〔二〕「此人酒多……其人必死」：《名醫類案》無。本案可參閲《名醫類案·交腸》。

病，大率如此。予遂製一方，補血養氣，胎系自舉則不下墜，方有自安之理。遂用人參、當歸身尾、白芍藥、白术、帶白陳皮、炙甘草、半夏，濃煎湯，與四帖，任其號叫。至次早天明，盡以四帖藥渣作一帖煎取飲，强令頓服之，探喉令吐出此湯藥。小便大通，皆黑水，後遂就此方加大腹皮、炒枳殼、青葱葉、宿砂仁，作二十帖與之，以防産前後之虚。果得就褥平安，産後亦健〔一〕。

〔二〕朱宅婦人，三十餘歲，四個月胎，大小便秘，因與通和冬葵子等藥已通，但氣不順。此性急以血耗氣亂次，種其氣滋其血乃安。陳皮、青皮、芍藥一錢，人參、當歸、川芎、地黄、白术半錢，腹皮、木通、甘草二分。

〔三〕一婦人妊娠八個月，患小便不通，百醫不得利，轉加急脹，診其脈細弱。予意血氣虚弱，不能承載其胎，故胎重墜下壓住膀胱下口，因此溺不得出。若服補藥仍昇扶胎起，則自下藥力未到，愈加急脹。遂令一老婦用香油涂手自産門入，托起其胎，溺出如注，脹急頓解，一面却以參、芪、升麻大劑煮服。或少有急滿，仍用香油

〔一〕本案可參閲《名醫類案·轉胞》《古今醫案按》《丹溪先生治法心要》。

涂手托放出溺。如此三日後，胎漸起，小便如故〔一〕。

（四）楊順二官子，患脈澀而短，重取而弱。此久受濕傷血，多年無汗，遇勞則身熱倦怠，如痧病狀。蒼术、白术、芍藥半兩，陳皮六錢半，歸身二錢半，甘草、乾紅花半錢。右分五帖，薑三片煎。

經水三十五

（一）仁三孺人，月事不匀，血紫色，來時先作痛，倦怠惡寒，爲人性急。青皮五錢，川芎、黄芩、牡丹皮、茯苓三錢，乾薑一錢，甘草炙一分半〔二〕。

（二）永康胡小娘子，二十歲，兩月經事不行，忽行，小腹痛，有塊血黑色。白芍、白术、陳皮半兩，黄芩、川芎、木通三錢，炙草些少〔三〕。

〔一〕本案可參閲《名醫類案·轉胞》。
〔二〕本案可參閲《名醫類案·經水》。
〔三〕本案可參閲《名醫類案·經水》。

（三）何孺人，氣滯血澀，脈澀，經不調，或前或後，紫色，口[一]苦，兩大腿外廉麻木，有時癢，生瘡，大便秘滯。麻子仁、桃仁[二]，芍藥二兩，生枳殼、白术、歸頭一兩，威靈仙、訶子肉、生地黄、陳皮三錢，大黄煨七錢。右各用末，粥爲丸[三]。

（四）周璧朱婦人，四十餘，月經不調，行時腹痛，行後又有三四日淋漓，皆穢水，口渴面黄，倦怠無力，白术一兩，歸身尾、黄連六錢，木通、黄芩、生芪二錢，陳皮七錢，炙甘草一錢，右分八帖，下五靈脂[四]四十粒，食前服[五]。

（五）楊村婦人，二十餘歲，二年經閉，食少乏力。黄連二錢，白术一錢半，陳皮、滑石一錢，黄芩半錢，木通三錢，桃仁十二枚，炙草些少。

〔一〕「口」：《名醫類案》無。
〔二〕「桃仁」：《名醫類案》其下有「去皮尖」三字。
〔三〕本案可參閲《名醫類案·經水》。
〔四〕「五靈脂」：《名醫類案》其下有「丸」字。
〔五〕本案可參閲《名醫類案·經水》。

（六）婦人十五，脈弱而〔一〕不數，身肥。初夏時倦怠，月經來滑多。此禀受弱，氣不足攝血故行多。以白术、人參半錢〔二〕，生芪、陳皮一錢，炙甘草二分〔三〕。

（七）婦人二十歲，月經不匀，來時以呵欠，腹隱疼，血紫色，食少無力。白术四錢，黄連、陳皮一〔四〕錢半，牡丹皮二錢，木通、黄芩、人參、茱萸錢半，炙甘草半錢〔五〕。

（八）婦人患經血紫黑色，一月兩次，行不思食，口乾苦，時發熱。麥門冬、歸身、白芍、陳皮、白术一兩，人參、地黄、茯苓半兩，木通半錢，生甘草二錢，炙甘草半錢。右分十三帖，食前熱飲，下抑青、與點丸各十五丸。

〔一〕「弱而」：《名醫類案》作「弦而大」。
〔二〕「白术、人參半錢」：《名醫類案》作「白术錢半，人參五錢」。
〔三〕「炙甘草二分」：《名醫類案》作「炒柏三分」。本案可參閲《名醫類案·經水》。
〔四〕「一」：《名醫類案》作「二」。
〔五〕「錢」：《名醫類案》其下有「作四帖，水二盞煎取小盞，食前服」十三字。本案可參閲《名醫類案·經水》。

（九）東陽婦人三十五，孕八月，漏胎不止，胎比前時頗寬，收小，血色微紫有塊，食減平時三之一〔一〕，腹微痛，無情緒。人參、白术炒、白芍一錢，川芎、陳皮、茯苓、砂仁半兩，大腹皮三錢，炙甘草二分〔二〕，加木蓮〔三〕藤七葉同煎，食前下三勝丸五十粒〔四〕。

（十）婦人年二十餘，三月孕，發瘧後，淡血不〔五〕下，腹滿口乾。白芍、白术、茯苓一錢，黄芩、歸尾、川芎、陳皮半錢，炙草二分〔六〕。

（十一）婦人因閃推傷胎，肚痛血崩。歸身尾、陳皮、白术半兩，人參、茯苓、白芍、川芎三錢，炙草半錢。右分四帖，水三盞取一盞，湯下砂仁細末一錢半，五靈脂末。

〔一〕「一」：《名醫類案》作「二」。
〔二〕「炙甘草二分」：《名醫類案》無。
〔三〕「木蓮」：《名醫類案》作「香連」。
〔四〕本案可參閱《名醫類案·胎漏》。
〔五〕「不」：《名醫類案》作「水」。
〔六〕本案可參閱《名醫類案·胎漏》。

（十二）江氏婦，年三十五歲，墮胎後血不止，食少中滿，倦怠不起，躁煩，六脈沉大而數，重取微弦。予作怒氣傷肝，感動胃氣。遂於二陳湯加川芎、白术、砂仁，二十帖而安〔一〕。

（十三）婁婦人，年四十八歲，舊有白帶口渴，月經多，初者血黑色，後來血淡，倦怠食少，臍上急。白术錢半，陳皮、白芍一錢，木通、枳殼半錢，黄芩、砂仁、炙草三分，紅花豆大。右煎湯，下保和丸三十、抑青丸三〔二〕十丸〔三〕。

（十四）安人，白帶下，月經甚多，食少倦怠，面黄，經中有如血塊者，有如筋膜者。與參、术等補氣血，調脾胃。後諸症皆退，唯帶未止，以此主之〔四〕：芍藥五錢，良薑三錢，黄皮二錢，右以上各燒成灰，入椿皮末一兩半，粥爲丸，每下三十五粒〔五〕。

〔一〕本案可參閲《名醫類案·崩漏》。
〔二〕「三」：《名醫類案》作「二」。
〔三〕本案可參閲《名醫類案·經水》。
〔四〕「以此主之」：《續名醫類案》作「以樗皮丸主之」。
〔五〕「芍藥五錢……每下三十五粒」：《續名醫類案》無。本案可參閲《續名醫類案·帶下》。

（十五）陶遵道外姑，年七十，形瘦善啖，患白帶。食前薑湯下大補丸五十丸，三〔一〕次，午膳及臨睡時各與小胃丹十五丸，津下〔二〕。

（十六）喬汀婦人，產後尿不禁，面微浮，略發熱見於午後。此膀胱爲坐婆所傷。芪三錢半，歸身尾一錢半，白术一錢，人參半錢，芍藥一錢半，陳皮半錢，炙甘草些少。右作二帖服，食前熱飲之。

（十七）七二孺人，產後胃寒笑〔三〕多，血再下，身振脈沉。歸身、白术三錢，陳皮〔四〕、芎、生乾薑、苓一〔五〕錢，炙草些少。右分二帖〔六〕。

（十八）山辨婦人，三十餘歲，生女二日，後產户一物如手帕下，有二帕尖，約

〔一〕「三」：《名醫類案》作「一二」。
〔二〕本案可參閱《續名醫類案·帶下》。
〔三〕「笑」：《名醫類案》作「哭」。
〔四〕「陳皮」：《名醫類案》其下有「芍藥」二字。
〔五〕「一」：《名醫類案》作「二」。
〔六〕本案可參閱《名醫類案·經水》。

重一斤餘。思此胎前因勞乏傷氣成肝痿所致，却無血不甚虚。其時歲暮天寒，恐凍乾壞了，急與炙黄芪半錢，人參一錢，白术半錢，當歸一錢半，升麻半錢，三帖，速與之服，即收上，得汗通身，乃安。但下裔着席乾者落一片，約五六兩重，蓋脂膜也。乃食進得時，診其脈皆濇，右略弦，視其形却實。與白术一錢，芍藥一錢半，當歸一錢半，陳皮一錢，生薑一片，煎二三帖以養之〔一〕。

（十九）一婦人産後，陰户中下一物如合鉢狀，有二脚，其夫來求治。予思之，此子宫也，必氣血弱而下。遂用升麻、當歸、黄芪大料二帖與之。半日後，其夫復來，曰：服二次後，覺響一聲，視之已收入陰户訖。但因經宿乾着席上，破一片如掌心大在席，其妻在室哭，恐腸破不可得生。予曰：此非腸胃行糟粕者也，肌肉破損，尚可復完。若氣充盛，必可生滿。遂用四物加人參一百帖，三年後復生子〔二〕。

〔一〕本案可參閲《名醫類案·産後》。
〔二〕本案可參閲《名醫類案·産後》《古今醫案按》。

小兒科小兒疹痘三十六

（一）亞玉，痘出，兩日不甚透，食稍進，汗微出，熱略減，但食物口不好，有惡味。此出遲發未透，須蒸表之。升麻、炙草、紫草、白术、陳皮、白芍炒半錢。右作一帖煎，與酒飲。白芍須炒者，見其大便雖出多却自帶溏滑。

（二）男子七歲，痘疹初出不透，毒氣攻内，骨節作腫，兩足不可直，瘢痕欠紅活，腹浮而利，小便赤少。歸身、白术一錢，陳皮、木通、犀角屑、人參、茯苓半錢，炙甘草一分。右分二帖。

（三）勉奴，痘已出第三日，色淡不肯發，此氣血俱虚。與此方：歸身酒浸、白术炒二錢，酒炙芪、人參、陳皮、煨訶子、煨豆蔻一錢，炙甘草些少。右煎，入好酒些少飲之。

（四）勉奴，痘後渴，肚急，小便少，發熱。白术、白芍、芎、陳皮、炙葛五分，木通二分，炙草一分半。

（五）坦兒，痘瘡，餘毒未散，食栗太早，締住毒氣。白术、枳殼、犀角三錢，鼠粘子六錢，防風、甘草半錢。

（六）痘瘡，癢塌不倦。白术一錢半，炙芪、片芩、陳皮三錢，炙草些少。

（七）吴店，痘瘡腹痛，桂、芍藥一錢，白术、當歸半錢，丁香三枚，右作一帖。

（八）陳才兒，十九歲出痘，有紅斑，肚瀉而泄。白术三錢，陳皮二錢，當歸、茯苓、黄芪錢半，蒼术一錢，炙草、生薑、宿砂錢半。

（九）吴店小兒，周歲，痘瘡白色甚癢。炙芪、人參半錢，歸、白芍一錢，桂二錢，丁香兩粒。

（十）陳卜妹，年三十餘，出痘而有孕七個半月，大渴，不甚出透，寒熱交作。此氣血大虚。白术一錢半，人參、陳皮、歸身、芪一錢，炙甘草二分，薑二片。右酒水各半盞煎。

（十一）女子瘧後出痘，血氣俱虚，值冬，寒熱易退，痘不出。芪一錢，酒歸、陳皮、人參、桂枝、附子五分，丁香五粒，炙草二。

（十二）楊宅小娘，年十歲餘，痘發不透，掩落後骨節痛，食少，夜間或熱。此餘毒在内，虚勞難以疏導，於補中有通。歸身、白术、陳皮、通草、黄芪二錢，犀角、炙草二，食前飲之。

（十三）寄子，年五歲，痘後肚急，白术一錢，陳皮、木通半錢，犀角、川芎、蘇梗、白芷、炙甘草。

（十四）胡宅，痘癰發熱，此血少有餘毒也。陳皮、白术、歸身、白芍三錢，牛蒡炒，研破二錢，木通、犀角、生甘草節、川芎一錢。右分六帖，水盞半，煎至小盞，食前稍熱飲之。

眼目三十七

（一）楊三娘，赤眼生膜如白星。秦皮、荆芥、歸頭二錢，木通、連翹、蘇葉三錢，甘草梢一錢。右分七帖，煎後入薑汁令辣，熱飲食前。

（二）婦人患眼瞇，不思食。四物湯加白术、陳皮、黄芩、連翹各等分。右分六帖，食前熱飲。

（三）丈夫患眼赤腫痛。連翹、黄芩、歸須、陳皮、蒼术二錢，木通一錢半，升麻一錢，炙草半錢。右分三帖，薄荷葉五片，水二盞煎一半，入些好酒熱飲之。或加赤芍、决明子。忌房事。

（四）丈夫因勞役後，兩眼生星，右邊獨昏，此熱傷血。白术五錢，歸身尾、生地黄、木通、白芍半錢，黄連銼，好酒浸、炒芩、炒柏二錢，炙甘草一錢。右分六帖，大熱服。

（五）一男子三十五歲，九月間早起，忽開眼無光，視物不見，就睡片時，却稍能見，然不辨其何人何物，飲食减半，神思困倦，已病五日。脈之緩大，四至之上，重按則散而無力。予作受濕處治，詢知因卧濕地者半月得此。遂以白术爲君，黄芪、茯苓、陳皮爲臣，附子爲使，十餘帖愈〔一〕。

（六）一男子年四十歲，形實，生平好飲熱酒。忽一日早起問其妻，今日如何不

〔一〕本案可參閲《名醫類案·目》。

開門窗，時已開了，蓋眼無光如不見也。診其脈，兩手皆濇。此因飲熱酒有傷胃氣，污濁血死其中而然。遂以蘇木作湯，調人參膏飲之。至二晝夜，鼻及兩手掌皆紫黑色。余曰：此病退，滯血行矣。遂安〔一〕。

（七）一老人，病目暴不見物，他無所苦，起坐飲食如故。予曰大虛。急煎人參膏一斤，服二日才見，往他處，又二日，再往其家，見一醫又與青礞石藥一帖。予曰：今夜死矣，不治。夜半果死〔二〕。

（八）朱奶侄，兩腮熱腫，膈壅之病也。乾葛、桔梗一錢半，升麻一錢，蘇葉半錢〔三〕，炙甘草些少，薑一片〔四〕。

（九）王四叔公，口瘡，舌强多痰。白术、甘草梢、黄連炒一錢，人參、赤芍、

〔一〕「遂安」：《名醫類案》作「以四物湯加蘇木、桃仁、紅花、陳皮煎，調人參末服數日而愈」。本案可參閱《名醫類案·目》。
〔二〕本案可參閱《名醫類案·目》。
〔三〕「蘇葉半錢」：《名醫類案》作「蘇葉錢半，薄荷一錢」。
〔四〕本案可參閱《續名醫類案·頭》。

生地黄、木通半錢，瓜蔞子十二枚。右作一帖。

（十）金尚五郎，耳腫痛，黄水出而臭。桔梗、麻黄、羌活、地黄二錢，甘草、黄芩、木通一錢半。右分三帖，熱飲之。

（十一）馮官人，左耳鳴，此勞得之，法當補陰以鎮墜之。生芪、人參一兩，當歸、陳皮、茯苓七錢，升麻五錢，酒柏、防風二錢半，甘草一錢半，芍藥酒製。右分十帖，食前熱服，服了去枕眠一覺〔一〕。

（十二）婦人患咽痛，桔梗、生甘草半兩。右分二帖，水二盞，煎取小盞，稍熱飲之，先與細咽之。

瘡瘍三十八 乳癰附

（一）朱紹八官，右脚腫，生附骨癰，吃草藥酒多，生膈熱壅無力。人參、黄連、茯苓二錢，瓜蔞子四十八粒，右分二帖，入竹瀝，熱飲之。

〔一〕本案可參閲《續名醫類案·耳》。

（二）許宅婦人，二十一，上脚趺腫痛，近日有毒瘡。白术七錢，蒼术、陳皮、犀角末、川芎五錢。

（三）吕孺人，惡寒發熱，腹上有小疽，此血分[一]有熱，與此藥：白术七錢，川芎三錢，赤芍、連翹二錢半，陳皮、防風、黄芩、木通二錢半，生甘草半錢[二]。

（四）王姑丈，七十，頂[三]疽，脈實而稍大。此憂悶生熱所爲，當太陽經治之。歸頭二錢，酒柏一錢半，黄芪、羌活、酒芩、桔梗、酒地黄一錢，酒連、連翹、防風、人參、陳皮、防己、澤瀉、生甘草[四]。

（五）五八孀，六十，背生瘡，脈弦大數。午後惡寒發熱，食少。連翹、生芪三錢，人參二錢半，陳皮、茯苓半錢，砂仁三分，炙草二分，白术一錢。右作一帖。

（六）朱郎，年四十餘，惡寒發熱，左腿内廉厥陰分生一腫毒。此是冷抑熱，在

〔一〕「分」：《名醫類案》作「少」。
〔二〕本案可參閲《續名醫類案·癰疽》。
〔三〕「頂」：《續名醫類案》作「項」。
〔四〕「生甘草」：《續名醫類案》其下有「各五分」三字。本案可參閲《續名醫類案·項癰》。

於肝經血分。與此方：瓜蔞子、黄藥子、赤芍藥、歸頭、條芩、青皮三分，皂角刺、生甘草節一錢。右分四帖，煎取一盞，入忍冬藤三十二蛤殼，食前熱飲，以忍冬藤渣付腫上〔一〕。

（七）權小娘，瘧後，右腿生癤，破後筋灼痛，脈虚而澀。詢之小便時痛處亦相應，宜與生血平熱。川芎、歸頭一錢，條芩、生地、赤芍、牛膝、黄柏、青皮炒、檳榔半錢，通草、炙草、桂枝三分。右食前熱飲之，作一帖煎。

（八）馮官人，因内有濕積，時食濕熱，右腿少陽分發疽，瘡如掌大，癢甚。兩手脈洪緩，略數。面目手足俱虚腫，腹中午前痞悶，午後到兩足則腹寬。白术、陳皮、連翹、牛犀、木通、蒼术、黄芩、炒枳殼半錢，甘草梢三分，研入薑汁。

（九）申明叔，年七十八。因壯年踏冷，患腎氣疝痛，常服蒼术、烏、附等藥二十餘年。疝氣稍止，却患小便淋痛十又三年。其氣間又服朴硝、大黄諸治淋藥。百方俱試，并無一效。至是年春，頸項帶右邊發一疽，連及缺盆，不能食。淋痛愈加，必

〔一〕本案可參閲《續名醫類案·癰疽》。

須叫號。其淫潰膿血淋漓，精神困憊。時正六月，診其脈，兩手澀短，左微似弦狀，輕重皆近五至。予謂此瘡皆前烏、附積毒所發，此淋亦同前燥烈之藥凝積滯血，畜滿膀胱。沉澀脈爲敗血，短脈爲血耗。遂令於溺後視之，有物如敗膿有出否，視之果然。思之忍痛則傷血，叫嗥則傷氣。遂先治淋，令多取杜牛膝根莖葉同用，煎取濃汁，却煎四物作大劑與服。三日後，痛漸減，前所謂敗膿者漸少，五七日後淋止，此時瘡熱亦定。蓋四物湯能生血也。但飲食減少，瘡未收斂耳。遂用人參、當歸、黄芪、白术、四物大劑，以瓦器熬爲膏，以陳皮、半夏、宿砂、木香煎取清汁，調藥膏與飲之。遂漸能食，及一月而瘡愈〔一〕。

（十）朱院君，三十餘，久患癮疹，身痹紫色。可與防風通聖散，加牛蒡子爲極細末，每二錢，水二盞半入薑汁令辣，煎湯，食前熱飲之〔二〕。

（十一）一人患風丹，遍身癢，因酒得者。萍半兩，防風、黄芩、羌活、歸頭三

〔一〕本案可參閱《名醫類案·淋閉》《古今醫案按·五淋》。

〔二〕本案可參閱《續名醫類案·血風癮疹》。

錢，乾葛、麻黄一錢，生甘草半錢。

（十二）何小官人生瘡，小便，通聖散一錢半，煎，下黄精丸。

（十三）楊三哥女生瘡，午後發熱，日間惡寒，形削食少。白术三錢，連翹，下黄精丸三十丸。

（十四）朱仁五官，近三十歲，舊有下疳瘡，屢求治。以不能忌口，却於一日頭痛發熱自汗，衆作傷寒陽證治之，病反劇。予診其弦，其七至，重按則澀。予曰：此病在厥陰而與證不相應，速以小柴胡加龍膽草、黄連、胡黄連，帶熱服四帖而病胱〔一〕然。

（十五）楊孺人，乳腫痛，青皮、煨石膏研入一錢，連翹、皂角刺切炒、黄藥子、歸頭半錢，木通、生甘草三分。右作一帖，入好酒些少同煎，熱飲之。别有藥洗腫〔二〕。

〔一〕「胱」：《醫學綱目》作「脱」。
〔二〕本案可參閲《續名醫類案·乳癰乳岩》。

（十六）義二孺人，平時乳内有核結不爲痛，必爲癰腫，忽乳旁〔一〕又生一腫核，却有些痛。川芎、黄芩、木通、陳皮四錢，人參、茯苓三錢，白芍、酒歸頭一錢，炙甘草二錢，生甘草一錢半。右分二帖〔二〕。

（十七）牛孺人，但經將行兩乳腫，起先兩日發熱口乾而不渴，食少減，脈左帶數略弦，右却平。四物湯加陳皮、白术、茯苓，帶熱下與點丸，臨卧服〔三〕。

（十八）許孺人，産後痔作瘡，有個頭如赤豆大，或下鮮血，或紫血，大便疼，與黑神散，又多食肉大飽。濕熱在大腸所爲：郁李仁去皮、麻仁、槐角七錢，枳實、皂角仁五錢，蒼术、歸尾、生地黄三錢，大黄炒一錢。右分六帖，其郁仁、皂角仁、麻仁另研。

（十九）胡雲六朝奉七十餘，因癰後誤與荆芥、大黄，凉藥傷正氣，以致惡血結

〔一〕「忽乳旁」：原作「位防」，據《續名醫類案》改。
〔二〕本案可參閲《續名醫類案·乳癰乳岩》。
〔三〕本案可參閲《續名醫類案·乳癰乳岩》。

聚，今則小便如淋，中滿食少。以此治之：生芪三錢，人參、歸頭、白术二錢，陳皮一錢，作一帖服；又生氣散：縮砂三錢，紅麯、檀香、木香二錢，海金砂、白豆蔻、丁香各一錢。右分二帖，研桃仁十四枚，入生氣藥内同服。

右《丹溪醫按》所載治證三十八，列條三百六十有六，乃元之金華朱先生彦修平日施治輒驗，其門人戴院使原禮所輯以成書者也。院使授之吾縣王立方氏，後致吴醫之良者皆爲先生之支委。吾友費克明世醫出以假予，謹詳觀其用藥，皆中和平易，治證不專攻偏守，可謂得醫家之王道者。遂挈之宦遊北南，遇調攝失宜，或僕從有患，倉急莫獲乎醫，則依所著稍加擴之，投劑鮮有不取效也。亟嘆先生濟人之功無已焉。烏敢自秘，圖梓溥傳四方，君子有意於衛生，當考求之哉。

成化甲辰如月朏廣東按察司僉事敕提學政前尚書儀部員外郎姑胥張習識

同治丙寅孟夏，吴門海鷗生來，下榻余齋，出此相視，因囑從弟鏡湖手鈔一過。其用法高妙，固非後人所易窺測，意當力索深思，或冀一悟云爾。恐庵校并識。

此係鈔本，海鷗生得之於藝海樓，原本字畫近褚登善，精妙絶倫，蓋世罕傳本也。海鷗生，吴中世醫，姓徐，字子晋，兼精行隸，書刻竹石皆工妙，人亦詼諧涉趣。恐庵又識。